針灸

臨床取穴

圖解

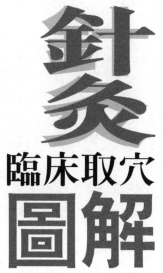

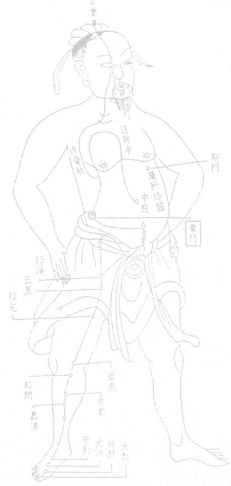

針灸

臨床取穴

圖解

北京中醫學院編

商務印書館

針灸臨床取穴圖解

編　　著：北京中醫學院

封面設計：張　毅

出　　版：商務印書館 (香港) 有限公司

香港筲箕灣耀興道 3 號東滙廣場 8 樓

http://www.commercialpress.com.hk

發　　行：香港聯合書刊物流有限公司

香港新界荃灣德士古道 220-248 號荃灣工業中心 16 樓

印　　刷：美雅印刷製本有限公司

九龍官塘榮業街 6 號海濱工業大廈 4 樓 A

版　　次：2022 年 10 月第 8 次印刷

© 2005 商務印書館 (香港) 有限公司

ISBN 978 962 07 3174 7

Printed in Hong Kong

出 版 説 明

　　本書出版主要是幫助讀者在學習針灸中解決正確取穴問題，以及掌握針灸療法的基本知識。

　　本書在取穴方面的編寫原則是：

　　一、為便於臨床實用，不全面介紹十四經穴和經外奇穴；共選擇常用經穴一百七十二個，經外奇穴二十六個，共一百九十八個。

　　二、取穴方法，以體表定位為主。除個別穴位外，對於解剖部位以及血管、神經分佈等，均不講述。並且盡量介紹一些簡便取穴方法。

　　三、書中各穴，不作文獻考據；基本是根據我們臨床習用而定位的。

　　四、一穴有幾種取法的，就介紹幾種取法，以供選擇應用。

　　五、本書有文有圖，文圖互為參照。而每圖特別着重繪出穴位的特定標誌，便於理解穴位的確切位置。

　　本書在其他方面的編寫原則是：只簡要介紹一些針灸的基本知識和簡要治療問題，以作臨床上的參考。

目 錄

怎樣取穴

　　針灸療法是中國傳統醫學經驗總結。它具有治療廣泛、療效顯著、簡便易行等優點，深受廣大病患者所歡迎。

　　學習針灸，怎樣正確取穴，是一個很重要的問題。

　　在人體上分佈着幾百個穴，每個穴各有一定的位置，所以叫做穴位。要想正確地取穴，首先要把位置定下來。定位置的方法，就叫定位法。定位法有分寸折量法(也叫骨度法)、指寸法、體表標誌和根據特殊動作和姿勢取穴等四種。

（一）分寸折量法

　　分寸折量取穴，並不是使用一定的度量工具，而是將人體不同的部位，規定出一定的長度或寬度，折成若干等分，簡稱為一寸。不論成人、兒童，或者身量高矮，都是折成同樣的長度或寬度。譬如後面提到的，由肘彎橫紋到腕橫紋折成12寸，成人的胳膊長，是12寸；兒童的胳膊短，也是12寸。這個方法，多用作量取頭、胸、腹、上肢、下肢等穴位的標準。現分部介紹於下：

1. 頭部：

　　直寸——由前頭髮邊正中到後頭髮邊正中，折作12寸；由兩眉頭中間到前頭髮邊，折作3寸；由脖子後面正中直下的一塊突起椎骨(第七頸椎)下(即督脈大椎穴)到後頭髮邊，折作3寸。

　　　　如果前頭髮邊不明顯的，可從兩眉頭中間到後頭髮

1

邊，折作15寸；後頭髮邊不明顯的，可從大椎穴到前頭髮邊，折作15寸；前、後頭髮邊都不明顯的，可從大椎穴到兩眉中間，折作18寸。

橫寸——耳朵後面有一突起而圓的高骨，叫乳突；兩乳突最高點之間，折作9寸。

凡是頭部的穴位，都根據以上方法折量定位。

2. 面部：

直寸——由前頭髮邊正中到下巴 (下頜骨) 正中，折作10寸。

橫寸——兩顴骨最高點之間，折作7寸。

凡是面部的穴位，都根據以上方法折量定位。

3. 胸部：

直寸——胸部以肋骨間隙為取穴根據。側胸部，由腋窩橫紋到十一肋，折作12寸。

上腹部：由心口窩上邊 (胸骨體下緣) 到肚臍正中，折作8寸。

下腹部：由肚臍正中到恥骨 (就是下腹部長陰毛的地方橫着的一塊骨頭，俗名攔門骨) 上緣，折作5寸。

橫寸——兩乳頭之間，折作8寸。

凡是胸腹部的穴位，都根據以上方法折量定位。

4. 背部：

直寸——以脊椎骨間隙為取穴根據。

橫寸——兩手抱肘，肩胛骨向兩側張開時，由肩胛骨內緣 (脊柱緣) 到脊椎正中線，折作3寸。

5. 上肢部：

上臂：由腋窩橫紋頭到肘彎橫紋，折作9寸。

前臂：由肘彎橫紋到腕橫紋，折作12寸。

內、外側都相同。

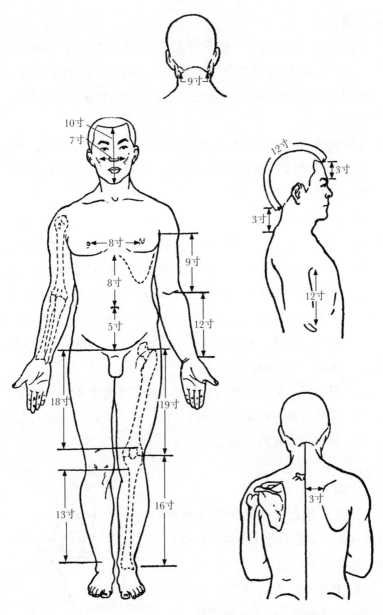

圖1　分寸折量法 (骨度法)

6. 下肢部：

大腿內側： 由與恥骨上緣平齊處到股骨內上髁 (就是膝關節內側上面的高而圓的骨突起)，折作18寸；外側：由大轉子 (就是屁股側面可以摸到有桃子大的圓骨突起) 頭到與膝彎橫紋平齊處，折作19寸。

小腿內側： 由脛骨內髁 (就是膝關節內側下面的高而圓的骨突起) 下到內踝尖，折作13寸；外側：由與膝彎橫紋平齊處到外踝尖，折作16寸。

(以上均見圖1)

說　明　上緣，就是一塊骨頭或一條肌肉上方的邊緣；相對的，下方的邊緣叫下緣。前方的叫前緣，後方的叫後緣；向裏邊的叫裏緣，向外邊的叫外緣。以四肢、軀體來說，一般以向手指、足趾方的為前，反過來為後；向頭方的為上，向手、足方的為下；陰面的、向裏邊的為內，陽面的、向外邊的為外。

橫紋頭，是人的掌內、肘部、腋部、腿彎等處，都有一條或兩條皮膚皺紋；因為是橫行的，所以叫橫紋。橫紋頭就是橫紋的末梢部。

（二）指寸法

這是一種以手指某一部分的寬度，作為一定的分寸，用以取穴的方法。臨床常用的有：

1. 中指同身寸： 以病人的中指尖和拇指尖連接起來成為一個環狀，從中指第一節與第二節側面兩端橫紋頭

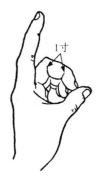

圖2　中指同身寸

4

的距離折作一寸，名叫同身寸(圖2)。這一方法，一般適用於四肢部取穴和背部作橫量尺寸的標準。

　　2. 指量法：以病人食指中間那個指關節(即第一、二指關節)的寬度為準，作為一寸(一橫指)；食指、中指相並，作為二寸(二橫指)；食、中、無名、小指相並，作為三寸(四橫指，又叫一夫法)。

　　另外，以拇指的平齊指甲根處的寬度，也可作為一寸(又叫拇指寸)。這些方法，也是適用於四肢取穴和背部作橫量的標準(圖3)。

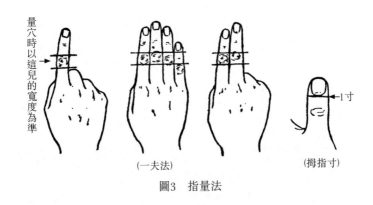

量穴時以這兒的寬度為準

(一夫法)　　　　　　　　　　(拇指寸)　←1寸

圖3　指量法

説　明　上面提到，指寸法是以病人的手指量取自己的穴位。但為了便於應用，只要醫生的手指和病人的手指差不多長短、粗細，就可以直接量取病人的穴位；如果病人的身材過於高大或矮小，或者是兒童，醫生可根據比例適當增減，也可量取病人的穴位。

　　再有正文中介紹的個別根據特殊動作取穴法(如取伏兔、髀關穴)，雖然是以醫生的手取病人的穴位，同樣要注意醫生的手與病人的手基本同樣大小。

（三）根據人體自然標誌取穴法

這是一種根據五官、肋骨、脊椎骨、乳頭等標誌來取穴的。如兩眉的正中間取印堂穴，兩乳頭的正中取膻中穴，等等。

（四）根據特殊動作、姿勢取穴法

這是一種根據肢體活動出現的肌肉皺紋、筋肉凹陷等來取穴的。如屈肘成直角，在肘關節內側出現的橫紋；在這個橫紋頭處取少海穴。兩手虎口相交叉，一手食指押在另一手腕後高骨（橈骨莖突）的正中上，當食指尖到達的地方，取列缺穴，等等。

1 手太陰肺經

共11穴，介紹常用7穴。

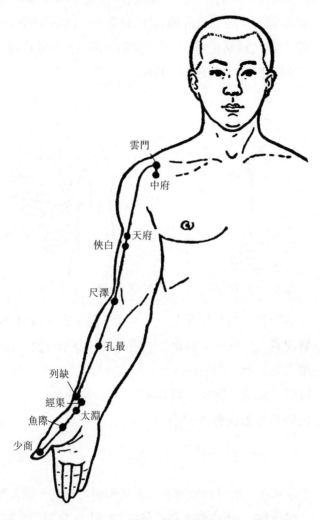

圖4　手太陰肺經穴位

中府

取穴 當用手叉腰的時候，在鎖骨外端 (即肩峯端) 的下緣處，就出現一個三角形的凹窩 (這個凹窩中心是雲門穴)；由這個凹窩正中直下約一寸 (與第一、二肋間平齊)，就是本穴 (圖5)。或者自乳頭 (指的是男子，以下均同) 向外橫開二寸 (二橫指也可)，再直線向上摸三根肋骨 (與第一、二肋間平齊)，就是本穴 (圖6)。

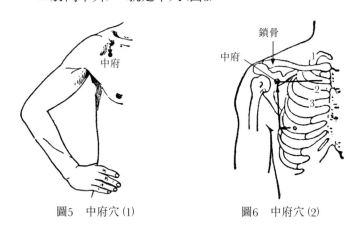

圖5　中府穴 (1)　　　　　圖6　中府穴 (2)

説明 人的肋骨，左右共有十二對。脖子前下方左右兩根橫着彎向肩上的骨頭，叫鎖骨；鎖骨下緣為第一肋，以下為第二肋、第三肋……。

主治 咳嗽，氣喘，胸痛，肩背痛。

針法 向胸廓外側直刺 3～5分。

尺澤

取穴 手掌向上，肘部稍微彎屈，在肘彎裏可摸到一條大筋 (肱二頭肌腱)，靠這條大筋的外邊 (橈側)，當肘彎橫紋上，就是本穴 (圖7)。

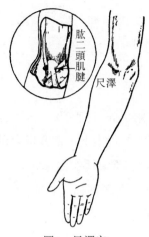

圖7　尺澤穴

說　明　手掌部、手腕部以及肘部，凡靠拇指那邊的，稱橈側，
這是因為手臂由兩根骨頭組成，靠拇指側的一根骨頭叫橈
骨；凡靠小指那邊的，稱尺側，這是因為手臂內靠小指側
的一根骨頭叫尺骨。

主　治　咳嗽，咽喉痛，肘臂痛，發燒。

針　法　直刺5分～1寸。

孔最

取　穴　尺澤與太淵聯線上，距太淵七寸、尺澤五寸，當橈骨內
緣，就是本穴 (圖8)。

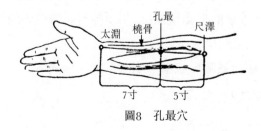

圖8　孔最穴

9

主　治　咯血，咳嗽，咽喉痛，肘臂冷痛。

針　法　直刺5分～1.3寸。

列缺

取　穴　以病人左右兩手虎口相交叉，一手食指押在另一手腕後高骨(橈骨莖突)的正中上，當食指尖到達的地方，有個小凹窩，就是本穴(當大腸經陽溪穴直上一寸五分處。圖9)。

主　治　頭痛，咳嗽，咽喉腫痛，口眼歪斜。

針　法　向肘部斜刺5分～1寸。

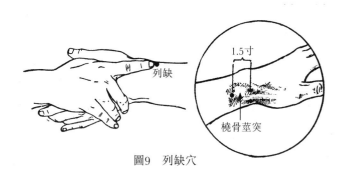

圖9　列缺穴

太淵

取　穴　在手掌後靠拇指那邊(橈側)，可以摸到一塊小圓骨(大多角骨)；這塊小圓骨的橈側下緣，正當掌後第一橫紋上(即挨手掌的那條橫紋)，用手摸有脈搏跳動的地方，就是本穴(圖10)。

主　治　無脈症，氣喘，咳嗽，咽喉腫痛，胸痛。

針　法　直刺2～3分。

魚際

取 穴 拇指掌指關節後是第一掌骨；本穴在第一掌骨(手掌面)的二分之一的地方(圖10)。

說 明 手指與手掌接連處的關節，叫掌指關節。在手掌內，從拇指直上為第一掌骨，食指直上為第二掌骨，中指直上為第三掌骨，無名指直上為第四掌骨，小指直上為第五掌骨。

主 治 咳嗽，咽喉腫痛，發燒。

針 法 直刺5～7分。

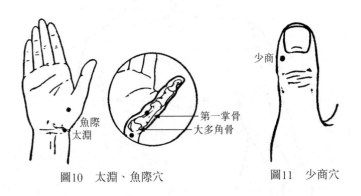

圖10　太淵、魚際穴　　　　　　圖11　少商穴

少商

取 穴 本穴在大拇指裏側(橈側)，距離指甲根角一分許的地方(圖11)。

主 治 咳嗽，咽喉腫痛，中風昏迷，抽風。

針 法 咳嗽，抽風毫針斜刺2～4分，咽喉腫痛、中風昏迷三棱針點刺出血。

2 手陽明大腸經

共20穴，介紹常用11穴。

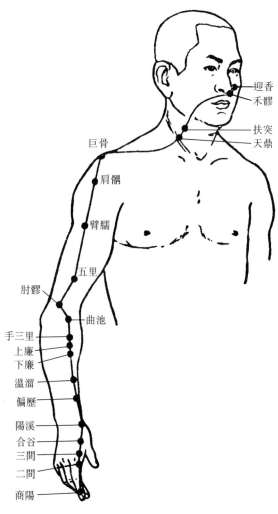

迎香
禾髎
扶突
天鼎
巨骨
肩髃
臂臑
五里
肘髎
曲池
手三里
上廉
下廉
溫溜
偏歷
陽溪
合谷
三間
二間
商陽

圖12　手陽明大腸經穴位

商陽

取　穴　在食指靠拇指一側 (橈側)，距指
甲根角一分許的地方 (圖13)。

主　治　熱病，中風昏迷，咽喉腫痛。

針　法　三棱針點刺出血。

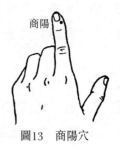

圖13　商陽穴

二間

取　穴　在食指掌指關節的前方橈側，正當食指第一節指骨小頭
的前方 (圖14)。

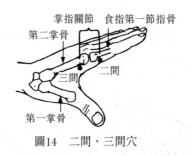

圖14　二間、三間穴

説　明　凡是關節，是由一根骨頭的一端成凹窩狀和另一根骨的
一端成圓形的骨頭以肌腱接連在一起，才能活動。這個
圓形的骨頭有的叫"頭"，有的叫"小頭"。指骨小頭就是
指骨與掌骨連接處成圓形的部分。

主　治　熱病，牙痛，流鼻血。

針　法　直刺2～3分。

三間

取　穴　在食指掌指關節的後方橈側，正當第二掌骨小頭的後方
(圖14)。

13

主 治　牙痛，手指、手背紅腫。

針 法　直刺3～7分。

合谷

取 穴　有三種取穴法：

　　1. 拇、食兩指張開，以另一手的拇指指關節橫紋放在虎口上，當拇指尖到達的地方就是本穴(圖15)。

　　2. 拇、食兩指並攏起來，就出現一條豎着的紋；同時緊靠着豎紋，有一條突起來的肌肉；當與這條豎紋頭平齊，在肌肉最突起的地方，就是本穴(圖16)。

　　3. 拇、食二指張開，虎口與第一、二掌骨結合部(一般又叫兩叉骨)聯線的中點，就是本穴(圖17)。

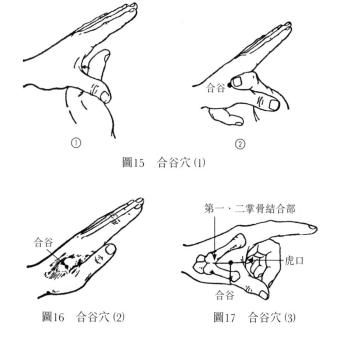

圖15　合谷穴 (1)

圖16　合谷穴 (2)　　　　圖17　合谷穴 (3)

主 治　止痛要穴，並有退熱、消炎的作用。主治面口各種疾患：牙痛、面癱、眼病、耳病、頭額痛、鼻病、咽喉痛。以及腹痛、偏癱、感冒、咳嗽，經閉、癮病、引產等。

針 法　直刺5分～1.5寸。孕婦禁針。

陽溪

取 穴　拇、食指叉開或拇指向上翹起時，在拇指直下的手腕部，出現兩條筋 (一條叫拇短伸肌腱，一條叫拇長伸肌腱) 與兩骨 (前面是腕骨部分，後面是橈骨莖突) 所构成的凹窩，本穴在這個凹窩的正當中 (圖18)。

主 治　頭痛，手腕痛。

針 法　直刺3～5分。

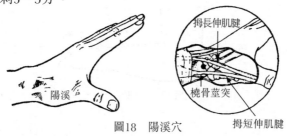

圖18　陽溪穴

偏歷

取 穴　本穴在陽溪直上三寸，在陽溪與曲池的聯線上 (圖19)。

主 治　手腕酸痛，流鼻血。

針 法　直刺3～5分。

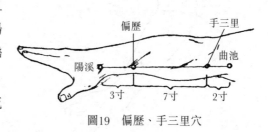

圖19　偏歷、手三里穴

15

手三里

取　穴　本穴在曲池直下二寸，緊靠橈骨的內側 (圖19)。

主　治　肩臂疼痛，偏癱。

針　法　直刺1～1.2寸。

曲池

取　穴　有三種取穴法：

1. 屈肘成直角，本穴在肘彎橫紋盡頭的地方 (圖20)。

2. 屈肘，當尺澤 (肺經) 與肘邊凸起的高骨 (肱骨外上髁) 的中點 (圖21)。

3. 微屈肘，肘彎橫紋盡頭與肘邊凸起高骨的中點 (圖22)。

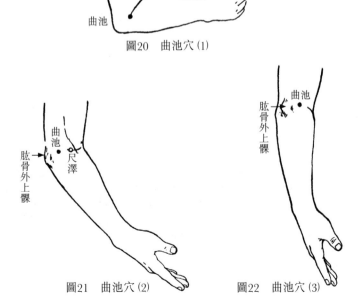

圖20　曲池穴 (1)

圖21　曲池穴 (2)　　　　圖22　曲池穴 (3)

説 明 上三法，所取穴的位置是一樣的。注意的是，第一法屈肘角度大，肘彎橫紋出現得長一些，穴當橫紋頭。第二法稍屈肘，肘彎橫紋出現稍短，所以穴當尺澤與高骨的中間。第三法屈肘角度最小，肘彎橫紋出現得短，所以穴當橫紋頭與高骨的中間。後面手少陰心經的少海穴，也是同類情況。

主 治 肘關節痛，偏癱，高熱，高血壓，皮膚搔癢。

針 法 直刺8分～1.5寸。

臂臑

取 穴 當胳膊用力時，在肩膀頭下，有一塊突出的、呈三角形的肌肉，叫三角肌。本穴在三角肌下端偏內側處，當曲池與肩髃的聯線上 (圖23)。

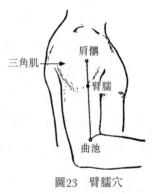

圖23 臂臑穴

主 治 肘臂疼痛，淋巴結核。

針 法 直刺或向上斜刺1～2寸。

肩髃

取 穴 有二種取穴法：

1. 將胳膊平舉，在肩關節 (肩膀頭) 上就出現兩個凹窩；本穴在前面的凹窩中，當骨縫之間 (即肩峯與肱骨大結節之間) (圖24)。

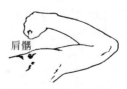

圖24 肩髃穴 (1)

2. 胳膊下垂，在肩膀頭上的高突

圓骨 (叫鎖骨肩峯端) ; 由高突圓骨前緣直下約二寸，當骨縫之間 (即肩峯與肱骨大結節之間) ，就是本穴 (圖25) 。

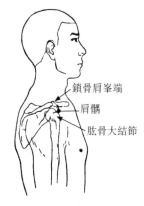

圖25　肩髃穴 (2)

説　明　前面提到，脖子前下方左右兩根橫着彎向肩上的骨頭叫鎖骨。鎖骨的肩上的一頭，叫鎖骨肩峯端；脖子前下方的一頭，叫鎖骨胸骨端。

肩膀頭由兩根骨頭組成。一是鎖骨肩峯端，一是後背兩邊上方斜向肩上的骨頭 (肩胛崗) 的上端，叫肩峯。

胳膊肘以上叫上臂，上臂只有一根骨頭叫肱骨，肱骨的上端 (與肩峯結合處) 叫肱骨大結節。

主　治　肩關節痛，偏癱。

針　法　直刺6分～1.5寸 (如上臂下垂時，也可向下斜刺) 。

迎香

取　穴　在鼻翼外緣中點與鼻唇溝的中間，就是本穴 (圖26) 。

説　明　鼻翼兩傍向下，左右兩邊各有一道溝紋，叫鼻唇溝。

主　治　鼻炎，鼻竇炎，面癱，面部癢。

針　法　針3～7分。

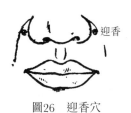

圖26　迎香穴

3 足陽明胃經

共45穴，介紹常用22穴。

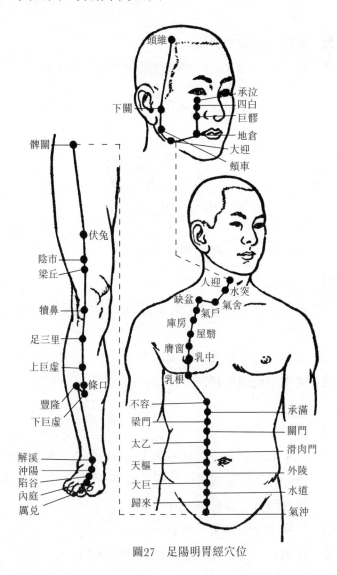

圖27　足陽明胃經穴位

四白

取 穴 病人眼睛正看，從眼眶骨邊上直下約三分，正對黑眼珠正中，用手指掐切有個凹窩 (即眶下孔)，就是本穴 (圖28)。

主 治 眼病，面癱及面痛、痙攣。

針 法 沿皮刺5～8分，治療近視眼向內眼角沿皮刺。

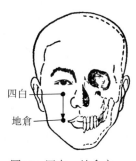

圖28　四白、地倉穴

地倉

取 穴 四白直下與嘴角平齊的地方 (約距嘴角四分)，就是本穴 (圖28)。

主 治 面癱，三叉神經痛，流口水。

針 法 針尖斜向頰車刺7分～1.5寸。

頰車

取 穴 從下頷角直上約四分，在牙齒咬緊時有一塊肌肉 (咬肌) 凸起；就在這塊肌肉上面，用手掐切有凹窩並有痠痛感覺的地方，就是本穴 (圖29)。

主 治 牙痛，牙關緊閉，面癱。

針 法 直刺3～5分，或向地倉斜刺7分～1.5寸。

下關

取　穴 閉嘴，在小耳朵(耳屏)前邊約一橫指，顴骨弓下的凹窩內，就是本穴(這個地方，如果張開嘴時，凹窩就鼓了起來。圖29)。

主　治 牙痛，面癱，三叉神經痛，牙關緊閉，下頜關節炎。

針　法 直刺5分～1寸。

頭維

取　穴 從兩眉頭正中直上入頭髮邊五分左右橫線，與耳前鬢角前直上線的交叉處，就是本穴(圖29)。

主　治 頭痛，頭昏。

針　法 沿皮向下或向後刺5分～1寸。

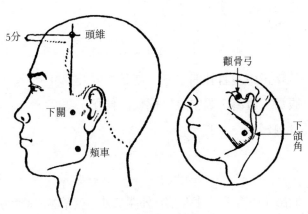

圖29　頰車、下關、頭維穴

梁門

取 穴 肚臍正中直上四寸
為中脘(任脈)，中
脘左右外開二寸，
就是本穴(圖30)。

説 明 腹正中線到乳頭直
下線為四寸，梁
門、天樞、大巨、
水道等穴，都在這
兩條線的中間，即
距腹正中線二寸處
(或二橫指)的地
方。

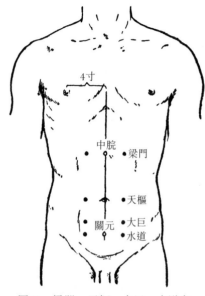

圖30 梁門、天樞、大巨、水道穴

主 治 胃痛，嘔吐，食欲不振。

針 法 直刺7分～1寸。

天樞

取 穴 肚臍正中左右外開二寸，就是本穴(圖30)。

主 治 腹痛，腹瀉，腸脹氣，痢疾，便秘，嘔吐。

針 法 直刺7分～1.2寸。

大巨

取 穴 肚臍正中直下二寸再左右外開二寸，就是本穴(圖30)。

主 治 小腹脹滿，小便不利。

針 法 直刺7分～1.2寸。

水道

取 穴　肚臍正中直下三寸為關元(任脈)，關元左右外開二寸，就是本穴(圖30)。

主 治　小腹脹滿，小便不通，疝氣，月經不調。

針 法　直刺7分～1.2寸。

髀關

取 穴　在大腿根部。病人正坐屈膝垂足，醫生以手掌掌後第一橫紋正中按在膝蓋上緣正中處，手指並攏押在大腿上，在中指尖到達處作一記號；再將掌第一橫紋正中按在這個記號上，手掌平伸向前，中指尖到達處，就是本穴(圖31)。如果直立取穴，與陰莖根平齊的大腿根前面正中地方，就是本穴(圖32)。

主 治　股內側痛，髖關節痛，偏癱。

針 法　直刺1～1.5寸。

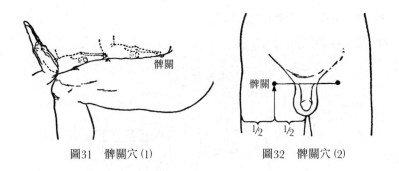

圖31　髀關穴 (1)　　　　圖32　髀關穴 (2)

伏兔

取 穴　正坐屈膝垂足，醫生以手掌後第一橫紋正中按在膝蓋上緣正中處，手指並攏押在大腿上，當中指尖到達的地方，就是本穴（當膝蓋上緣上六寸。圖33）。

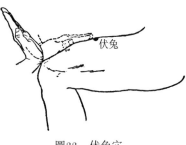

圖33　伏兔穴

主　治　腰胯痛，膝關節痛。

針　法　直刺1～1.5寸。

陰市

取　穴　正坐屈膝垂足，從膝蓋外上緣直上三寸，就是本穴（圖34）。

主　治　偏癱，膝關節痛。

針　法　直刺7分～1寸。

梁丘

取　穴　正坐屈膝垂足，從膝蓋外上緣直上二寸，就是本穴（圖34）。

主　治　偏癱，膝關節痛，胃痛。

針　法　直刺7分～1寸。

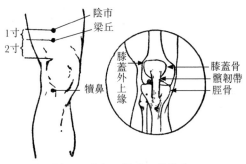

圖34　陰市、梁丘、犢鼻穴

犢鼻

取 穴　正坐屈膝垂足，本穴在膝蓋下面外邊那個凹窩中（一般叫外膝眼，正當膝蓋骨與脛骨之間，髕韌帶的外側。圖34）。

主 治　膝關節痛。

針 法　針略向內側斜刺7分～1.2寸。

足三里

取 穴　有三種取穴法：

　　1. 正坐屈膝垂足，由外膝眼（犢鼻穴）直下三寸（或四橫指），距離脛骨約一橫指尖的地方，就是本穴（圖35）。

　　2. 正坐屈膝垂足，用手從膝蓋正中往下摸到一突起高骨，叫脛骨粗隆；本穴在脛骨粗隆外下緣直下一寸的地方（圖36）。

　　3. 如果脛骨粗隆不明顯時，可由陽陵泉（膽經）下一寸處平齊，距脛骨一橫指尖的地方，就是本穴（圖37）。

説 明　腿彎以上叫大腿，以下叫小腿。小腿有兩根骨頭，靠內側的叫脛骨，靠外側的叫腓骨。

主 治　為強壯要穴。主治胃、腹痛，嘔吐，腹瀉，腹脹，便秘，痢疾，偏癱，膝脛酸痛，癲狂，失眠，高血壓。

針 法　直刺5分～1.5寸。

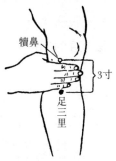

圖35　足三里穴 (1)

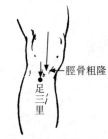

圖36　足三里穴 (2)

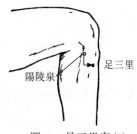

圖37　足三里穴 (3)

上巨虛

取 穴 本穴在足三里直下三寸
（或四橫指）的地方（圖
38）。

主 治 闌尾炎，痢疾，腹瀉，
腹痛。

針 法 直刺5分～1.5寸。

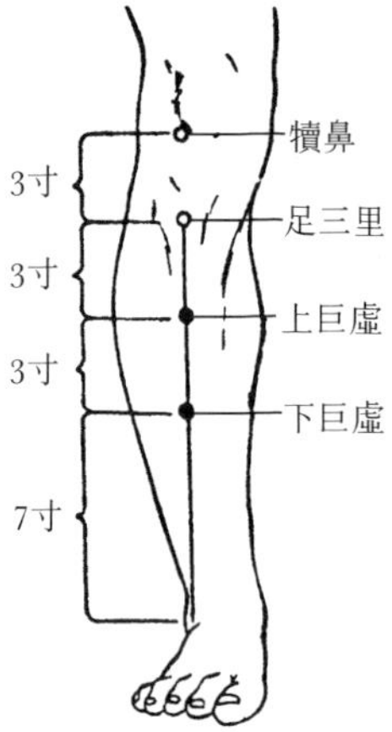

下巨虛

取 穴 本穴在上巨虛直下三寸
的地方（圖38）。

主 治 偏癱，小腹痛。

針 法 直刺5分～1寸。

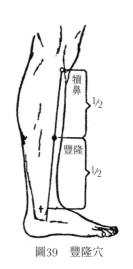

圖38　上巨虛、下巨虛穴

豐隆

取 穴 從外踝前緣（平齊外踝
尖）與犢鼻（外膝眼）聯線
的二分之一的地方，距
離脛骨約二橫指處，就
是本穴（圖39）。

主 治 咳喘，痰多，頭痛，眩
暈，腹痛，下肢痛，癲
癇。

針 法 直刺5分～1.5寸。

圖39　豐隆穴

解溪

取　穴　在腳彎前面正中的地方，當兩筋 (一條叫趾長伸肌腱，一條叫踇長伸肌腱) 中間的凹窩中，就是本穴，與外踝尖平齊 (圖40)。

主　治　足踝關節痛，偏癱，頭痛。

針　法　針尖向足跟直刺5～7分。

陷谷

取　穴　從內庭直上約一橫指的地方，正當第二、三跖趾關節後，就是本穴 (圖40)。

說　明　腳趾的骨頭叫趾骨。在腳掌內，踇指後為第一跖骨，二趾後為第二跖骨，三趾後為第三跖骨，四趾後為第四跖骨，小趾後為第五跖骨。腳趾與腳掌接連處的關節叫跖趾關節；順序稱：第一跖趾關節、第二跖趾關節……。

主　治　足背腫痛，腹痛。

針　法　直刺5～7分。

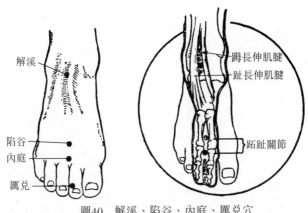

圖40　解溪、陷谷、內庭、厲兌穴

內庭

取 穴 在腳第二、三趾的趾縫正中略後一些 (約半橫指) 的地方，也就是第二、三跖趾關節前，就是本穴 (圖40)。

主 治 牙痛，胃痛，扁桃體炎。

針 法 直刺5～7分。

厲兌

取 穴 本穴在腳第二趾外側 (靠小趾那邊)，距離趾甲根角約一分許的地方 (圖40)。

主 治 熱病，多夢。

針 法 斜刺1分。

4 足太陰脾經

共21穴，介紹常用7穴。

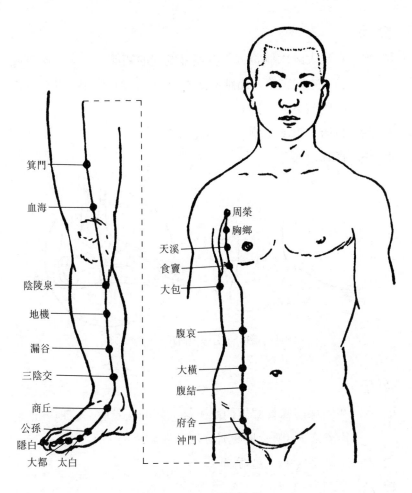

箕門

血海

周榮
胸鄉
天溪
食竇
大包

陰陵泉

地機

腹哀

漏谷

三陰交

大橫

腹結

商丘

府舍

沖門

公孫

隱白

大都　太白

圖41　足太陰脾經穴位

隱白

取 穴 在足大趾內側，距趾甲根角一分許的地方(圖42)。

主 治 腹痛，腹脹，多夢，月經過多。

針 法 斜刺1分。

公孫

取 穴 在足大趾內側後方，有個最突起的關節，叫第一跖趾關
節；本穴在第一跖趾關節後約一寸處(正當第一跖骨基底
內側前下方。圖42)。

主 治 腹痛，腹瀉，痢疾，嘔吐，心悸。

針 法 直刺7～9分。

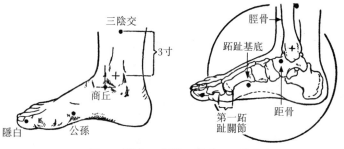

圖42 隱白、公孫、商丘、三陰交穴

商丘

取 穴 在內踝前緣直線與內踝下緣橫線的交點處；這地方正是
兩骨之間(脛骨與距骨之間。圖42)。

主 治 足踝部疼痛，足背痛。

針 法 直刺2～3分。

三陰交

取 穴 從內踝尖直上三寸（或四橫指），靠腿骨（脛骨）後緣的地
方（圖42、43）。

主 治 失眠，腸疝痛，消化不良，遺精，泌尿系疾病，月經
病，引產，乳汁少，白帶，子宮下垂，偏癱，腹脹，小
腹痛。

針 法 直刺5分～1寸，孕婦禁針。

陰陵泉

取 穴 在膝部內側，有一高而圓的骨突起，叫脛骨內側髁；本
穴在脛骨內側髁下緣凹陷處，前面與脛骨粗隆下緣平齊
（圖44）。

主 治 腹脹，腹瀉，膝痛，水腫，小便不利，月經不調。

針 法 直刺5分～1.5寸。

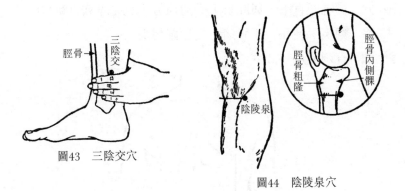

圖43 三陰交穴

圖44 陰陵泉穴

血海

取 穴 正坐屈膝垂足，本穴在股骨內上髁上二寸，當一條大肌
（股內收肌）的突起中點處（圖45）；或正坐屈膝垂足，醫

生面對病人，用手掌按在病人膝蓋上（掌心正對膝蓋頂端）當拇指尖到達的地方，就是本穴（圖46）。

主 治 月經不調，蕁麻疹，皮膚搔癢症，膝關節痛。

針 法 直刺7分～1.2寸。

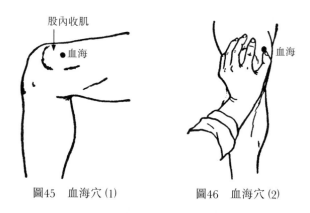

圖45　血海穴⑴　　　　　　　圖46　血海穴⑵

大橫

取 穴 從乳頭直下，與肚臍平齊的地方，就是本穴（圖47）。

主 治 痢疾，便秘，小腹痛，慢性闌尾炎。

針 法 直刺5分～1.3寸。

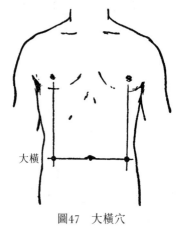

圖47　大橫穴

5 手少陰心經

共9穴，介紹常用7穴。

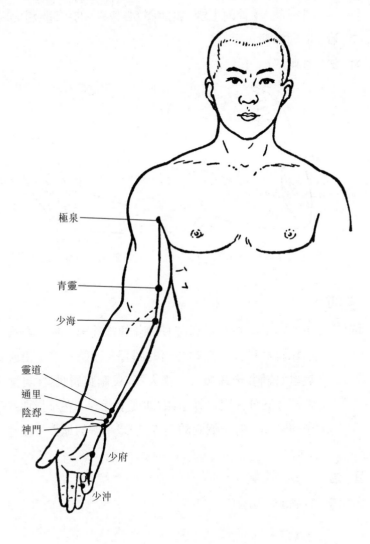

極泉

青靈

少海

靈道
通里
陰郄
神門

少府

少沖

圖48　手少陰心經穴位

少海

取 穴 屈肘成直角，本穴在肘關節內側 (尺側) 橫紋頭處 (圖49)。如果微屈肘或伸臂取穴，本穴在肘關節內側的一高骨突起 (肱骨內上髁) 與曲澤 (心包經) 的中間 (圖50)。

主 治 肘關節痛，手麻。

針 法 直刺5分～1寸。

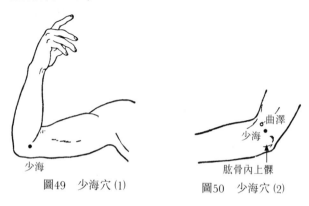

圖49　少海穴 (1)　　　　　圖50　少海穴 (2)

靈道

取 穴 手心向上，在小指那邊 (尺側) 的掌後第一橫上可摸到一個比蠶豆稍大一點的突出的圓骨，叫豌豆骨；由豌豆骨裏邊 (橈側) 後緣順着一條大筋 (尺側腕屈肌腱) 裏邊，直下一寸五分，與尺骨小頭 (即從手背看，在小指那邊手腕後的臂部，有一個圓的高骨) 後緣平齊的地方，就是本穴 (圖51)。

主 治 心悸，失眠。

針 法 直刺3～5分。

通里

取　穴　和靈道取穴一樣，本穴在豌豆骨後緣橈側直下一寸，與
　　　　　尺骨小頭中點平齊(圖51)。

主　治　癔病性瘖啞，失眠，心悸。

針　法　直刺3～5分。

陰郄

取　穴　和靈道取穴一樣，本穴在豌豆骨後緣橈側直下五分，與
　　　　　尺骨小頭前緣平齊(圖51)。

主　治　盜汗，心悸。

針　法　直刺3～5分。

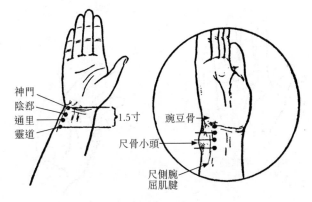

圖51　靈道、通里、陰郄、神門穴

神門

取　穴　豌豆骨後緣橈側，當掌後第一橫紋上(圖51)。

主　治　失眠，癲病，心悸。

針　法　直刺3～5分。

少府

取　穴　半握拳，以無名指、小指的指尖，切壓在掌心內的第一横紋上，在二指尖之間就是本穴，當第四、五掌骨之間（圖52）。

説　明　人的手掌內，一般有兩條大的横紋，近手掌的那條，我們稱它為第一横紋；近手指的那條，我們稱它為第二横紋（圖53）。

主　治　手小指拘攣。

針　法　直刺3～5分。

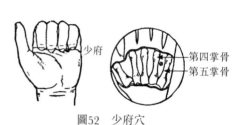

圖52　少府穴

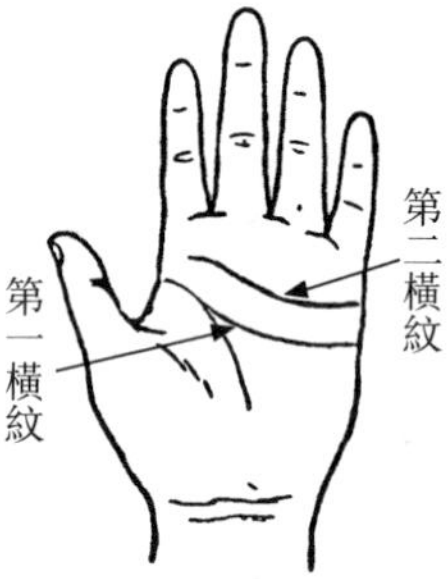

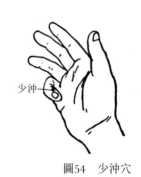

圖53　掌紋圖

圖54　少沖穴

少沖

取　穴　伸掌微屈小指，本穴在手小指靠近無名指的一側（橈側），距離指甲根角約一分多的地方（圖54）。

主　治　熱病，中風昏迷。

針　法　斜刺1分，或三棱針點刺出血。

6 手太陽小腸經

共19穴，介紹常用15穴。

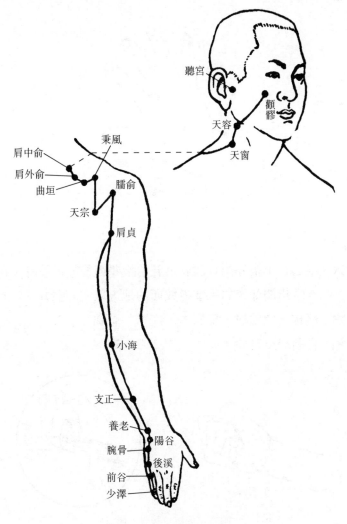

聽宮

顴髎

天容

天窗

秉風

肩中俞

肩外俞

曲垣

臑俞

天宗

肩貞

小海

支正

養老

陽谷

腕骨

後溪

前谷

少澤

圖55　手太陽小腸經穴位

少澤

取 穴 在小指外側(尺側),距指甲根角一分許的地方(圖56)。

主 治 熱病,中風昏迷,乳汁少,目翳。

針 法 斜刺1分。

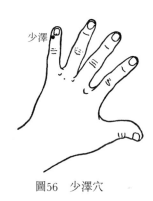

圖56　少澤穴

後溪

取 穴 本穴在小指外側(尺側)第五掌指關節後。握拳時,在第五掌指關節後的手掌橫紋頭的地方取穴(圖57)。

主 治 落枕,頭項痛,指麻木、痙攣,癲癇。

針 法 直刺5分～1寸。

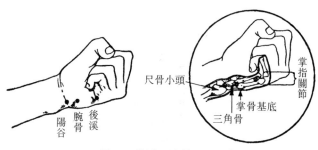

圖57　後溪、腕骨、陽谷穴

腕骨

取 穴 由後溪直上至有兩骨(第五掌骨基底與三角骨)結合部的
凹窩中,就是本穴(圖57)。

主 治 頭項痛,癲癇。

針 法 直刺5分～1.2寸。

陽谷

取 穴 由腕骨直上,相隔一骨(三角骨)的凹窩處(這個凹窩,正
是三角骨與尺骨小頭之間),就是本穴(圖57)。

主 治 手腕痛。

針 法 直刺3～5分。

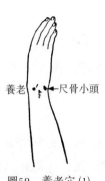

養老　尺骨小頭

養老

取 穴 有二種取穴法:

1. 屈肘,掌心向着胸部。在尺骨小
頭橈側邊上,當與尺骨小頭最高點平齊
的骨縫中,就是本穴(圖58)。

圖58　養老穴 (1)

2. 掌心向下,用另一手指捺在尺骨小頭最高點上;然後掌
心轉向胸部,由於轉動的關係,另一手指即由骨上滑至骨邊的骨
縫中,就是本穴 (圖59)。

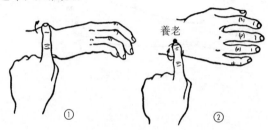

①　　　　　養老　　②

圖59　養老穴 (2)

主　治　肩、背、肘、臂酸痛，落枕，腰痛。

針　法　直刺5分～1.2寸。

支正

取　穴　手上舉，本穴在陽谷上五寸，當陽谷與小海的聯線上，尺骨裏側邊上 (圖60)。

主　治　手指痛，前臂痛。

針　法　直刺5分～1寸。

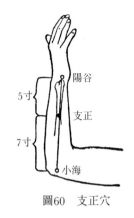

圖60　支正穴

小海

取　穴　屈肘，本穴在肘關節裏邊，當肘尖 (尺骨鷹嘴) 最高點與肘部裏邊高骨 (肱骨內上髁) 最高點之間的凹窩的地方 (圖61)。

主　治　手小指痛，肘關節痛，肩背痛。

針　法　直刺3～5分。

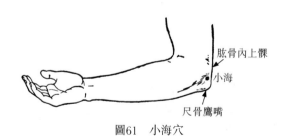

圖61　小海穴

肩貞

取　穴　當垂手的時候，腋窩後面的豎紋頭上一寸的地方，就是本穴(圖62)。

主　治　肩胛痛，手臂痛。

針　法　直刺5分～1.5寸。

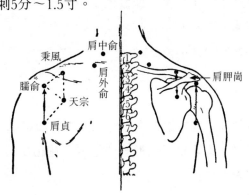

圖62　肩貞、臑俞、天宗、秉風、肩外俞、肩中俞穴

臑俞

取　穴　由腋窩後面的豎紋用手往上推，一直推到肩後一塊斜向肩上橫着的骨頭(肩胛崗)下緣，當感到往上推不動了的地方，就是本穴(圖62)。

主　治　肩關節酸痛。

針　法　直刺8分～1.5寸。

天宗

取　穴　由肩胛崗下緣中點向下一寸，當肩胛骨(即後背上方左右兩塊可以活動的、像扇子樣的骨頭)上凹陷處(崗下窩)，約與第四椎下平齊，並與肩貞、臑俞呈三角形，就是本穴(圖62)。

説 明 椎就是脊椎，椎下就是椎棘突下。人的脊椎共有21節，針灸學上講的是第一椎、第二椎，一直到第二十一椎。與現代醫學對照，第一椎至第十二椎，即胸一椎至胸十二椎；第十三椎至第十七椎，即腰一椎至腰五椎；第十八椎至第二十一椎，即骶椎。

主 治 肩胛痛。

針 法 直刺7分～1.3寸。

秉風

取 穴 由肩胛崗上緣中點向上一寸的肩胛骨凹陷處(崗上窩)，與臑俞、天宗呈三角形，就是本穴(圖62)。

主 治 肩胛痛。

針 法 直刺5～7分。

肩外俞

取 穴 正坐低頭，由脖子後面正中，向下摸到突起最大的脊椎骨，叫第七頸椎；再往下摸一椎即第一椎(第一胸椎)，在第一椎下的凹窩處(即督脈陶道穴)旁開三寸(或四橫指)的地方，就是本穴(圖62)。

主 治 肩背酸痛。

針 法 斜刺3～6分。

肩中俞

取 穴 同上摸到第七頸椎下凹窩處(即大椎穴)，旁開二寸(或二橫指)處，就是本穴(圖62)。

主 治 肩背酸痛，咳嗽。

針　法　斜刺3～6分。

顴髎

取　穴　由外眼角直下，當顴骨下緣凹窩處，約與鼻翼下緣平
　　　　齊，就是本穴(圖63)。

主　治　面癱，牙痛，三叉神經痛。

針　法　直刺5分～1.2寸。

聽宮

取　穴　張開嘴的時候，在小耳朵(耳屏)正中前的凹窩地方，就
　　　　是本穴(圖63)。

主　治　耳聾，耳鳴，耳痛。

針　法　直刺5分～1寸。

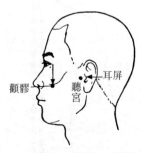

圖63　顴髎、聽宮穴

7 足太陽膀胱經

共67穴，介紹常用32穴。

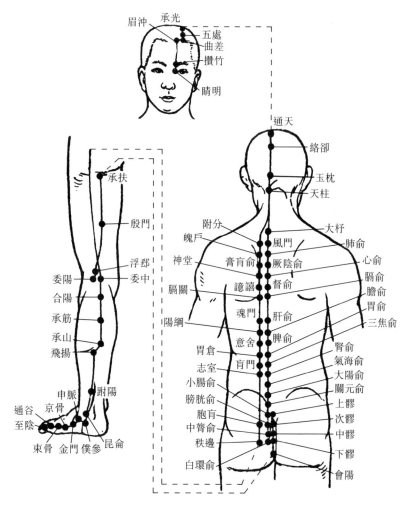

眉沖　承光
五處
曲差
攢竹
睛明

通天
絡卻
玉枕
天柱

承扶
殷門
浮郄
委陽　委中
合陽
承筋
承山
飛揚
申脈　跗陽
通谷　京骨
至陰
束骨　金門　僕參　昆侖

附分　　大杼
魄戶　風門　肺俞
神堂　膏肓俞　厥陰俞　心俞
譩譆　督俞　膈俞
膈關　　　　膽俞
魂門　肝俞　胃俞
陽綱　　　　三焦俞
意舍　脾俞
胃倉　肓門　腎俞
志室　　　氣海俞
小腸俞　大腸俞
膀胱俞　關元俞
胞肓　上髎
中膂俞　次髎
秩邊　中髎
白環俞　下髎
會陽

圖64　足太陽膀胱經穴位

44

睛明

取 穴　本穴在內眼角向外一分，再向上一分的地方，靠近眼眶骨內緣 (圖65)。

主 治　眼病。

針 法　沿眼眶邊緣直刺5分～1寸，慢進針，不提插。

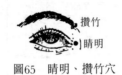

圖65　睛明、攢竹穴

攢竹

取 穴　本穴在眉頭邊緣，入眉毛約一分的地方 (圖65)。

主 治　頭痛，眼病。

針 法　沿皮刺，向下或向外刺3～4分。

大杼

取 穴　正坐，從脖子後正中往下，先摸到一個突起最高的骨頭，叫第七頸椎；再往下摸為第一椎 (第一胸椎)，從第一椎下凹窩左右兩旁向外各量一寸五分的地方，就是本穴 (圖66)。

說 明　膀胱經背部的穴位，共有兩排。由脊椎正中到肩胛骨的內緣 (即脊椎緣) 折作三寸，第一排各穴在距離脊椎一寸五分處，第二排各穴在距離脊椎三寸處。取穴時，都是先摸到一定的脊椎，然後再左右向外量一寸五分或三寸。

45

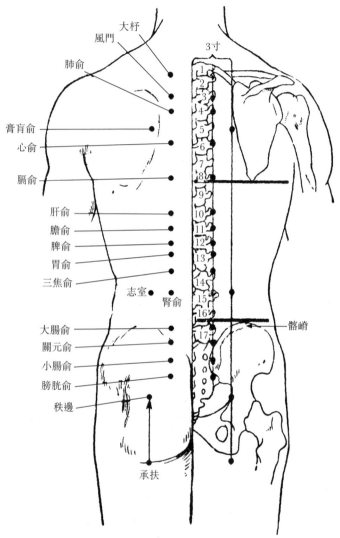

大杼

風門

肺俞

膏肓俞

心俞

膈俞

肝俞

膽俞

脾俞

胃俞

三焦俞

志室　腎俞

大腸俞

關元俞

小腸俞

膀胱俞

秩邊

承扶

3寸

髂嵴

圖66　大杼、風門、肺俞、心俞、膈俞、肝俞、膽俞、
　　　脾俞、胃俞、三焦俞、腎俞、大腸俞、關元俞、
　　　小腸俞、膀胱俞、膏肓俞、志室、秩邊、承扶穴

由於脊椎有幾十節，如取下半部的穴位，從上面順序摸起來比較費事，可分段去摸：約與兩肩胛骨下角平齊的，為第七椎下（即第七胸椎下）；與兩胯骨最高點（即髂嵴）平齊的，為第十六椎（即腰四椎）椎體的中點。取穴時，可按照這個方法。如是摸第八椎，可取到第七椎，向下一椎；如是摸第十五椎，可取到第十六椎，向上一椎，等等。

取穴時，一般都用正坐或趴着（俯臥）的體位。

主　治　咳嗽，發熱，肩胛酸痛。

針　法　向下斜刺3～5分。

風門

取　穴　本穴在第二椎（第二胸椎）下凹窩左右向外各量一寸五分的地方。

主　治　咳嗽，發熱，頭痛，肩胛酸痛。

針　法　向下斜刺3～5分。

肺俞

取　穴　本穴在第三椎（第三胸椎）下凹窩左右向外各量一寸五分的地方。

主　治　咳嗽，氣喘，吐血。

針　法　向下斜刺3～5分。

心俞

取　穴　本穴在第五椎（第五胸椎）下凹窩左右向外各量一寸五分的地方（圖66）。

主　治　咳嗽，心悸，癲癇。

針　法　向下斜刺3～5分。

膈俞

取　穴　本穴在第七椎(第七胸椎)下凹窩左右向外各量一寸五分
　　　　的地方(圖66)。

主　治　氣喘，咳嗽，呃逆，吐血，蕁麻疹。

針　法　向下斜刺3～5分。

肝俞

取　穴　本穴在第九椎(第九胸椎)下凹窩左右向外各量一寸五分
　　　　的地方(圖66)。

主　治　背痛，脅痛，肝炎，癲癇，眼病。

針　法　向下斜刺3～5分。

膽俞

取　穴　本穴在第十椎(第十胸椎)下凹窩左右向外各量一寸五分
　　　　的地方(圖66)。

主　治　肝炎，膽囊炎，膽道蛔蟲症，吐酸。

針　法　向下斜刺3～5分。

脾俞

取　穴　本穴在第十一椎(第十一胸椎)下凹窩左右向外各量一寸
　　　　五分的地方(圖66)。

主　治　胃腸病，腹脹，浮腫，四肢無力，痢疾，腹瀉，背痛。

針　法　向下斜刺3～5分。

胃俞

取 穴 本穴在第十二椎 (第十二胸椎) 下凹窩左右向外各量一寸五分的地方 (圖66)。

主 治 胃腸病，肝炎，胰腺炎。

針 法 向下斜刺3～5分。

三焦俞

取 穴 本穴在第十三椎 (腰一椎) 下凹窩左右向外各量一寸五分的地方 (圖66)。

主 治 腹瀉，痢疾，水腫，腰脊痛。

針 法 向下斜刺3～5分。

腎俞

取 穴 本穴在第十四椎 (腰二椎) 下凹窩左右向外各量一寸五分的地方 (圖66)。

主 治 腎炎，腰痛，神經衰弱，遺精，月經不調，泌尿系統疾病。

針 法 直刺5分～1.2寸。

大腸俞

取 穴 本穴在第十六椎 (腰四椎) 下凹窩左右向外各量一寸五分的地方 (圖66)。

主 治 腰痛，腹瀉，痢疾，坐骨神經痛，脫肛。

針 法 直刺7分～1.3寸。

關元俞

取　穴　本穴在第十七椎(腰五椎)下凹窩左右向外各量一寸五分
　　　　　的地方(圖66)。

主　治　腰痛，腹瀉。

針　法　直刺7分～1.3寸。

小腸俞

取　穴　本穴在第十八椎(第一骶椎)下左右向外各量一寸五分的
　　　　　地方(圖66)。

主　治　遺精，尿血，痢疾。

針　法　直刺5分～1.5寸。

膀胱俞

取　穴　本穴在第十九椎(第二骶椎)下左右向外各量一寸五分的
　　　　　地方(圖66)。

主　治　小便不通，遺尿。

針　法　直刺5分～1.5寸。

上髎、次髎、中髎、下髎

取　穴　這四個穴位，在骶骨上的四個骶後孔內。取穴時，以食
　　　　　指尖按在小腸俞與脊椎正中線的中間，小指按在尾骨上
　　　　　方有小黃豆大的圓骨突起(叫骶角)的上方，中指與無名
　　　　　指相等距離分開按放，各手指尖所到達的地方是：食指
　　　　　為上髎，中指為次髎，無名指為中髎，小指為下髎(圖
　　　　　67)。

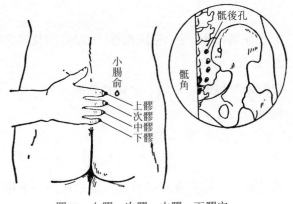

圖67　上髎、次髎、中髎、下髎穴

主　治　四穴通治腰骶部疼痛，月經不調，遺尿，小便不利。另
　　　　外，次髎還可治痛經，下髎可治便秘。

針　法　直刺5～7分。

膏肓俞

取　穴　本穴在第四椎(第四胸椎)下凹窩左右向外各量三寸的地
　　　　方(圖66)。

主　治　肺結核，氣喘。

針　法　向肩胛骨下斜刺3～5分。

志室

取　穴　本穴在第十四椎(腰二椎)下凹窩左右向外各量三寸的地
　　　　方(圖66)。

主　治　遺精，腰痛，水腫。

針　法　直刺7分～1.5寸。

秩邊

取 穴 本穴在第二十一椎(第四骶椎)下左右向外各量三寸的地方(圖66)。

主 治 腰骶痛，偏癱，痔瘡，坐骨神經痛。

針 法 直刺1～2寸。

承扶

取 穴 趴着取穴。本穴在屁股後與大腿形成的一道橫溝紋的中央，向上直對秩邊(圖66)。

主 治 腰痛，坐骨神經痛，痔瘡。

針 法 直刺7分～1.5寸。

殷門

取 穴 在承扶與委中連線上(承扶至委中作十四寸計)，承扶下六寸處(圖68)。

主 治 腰、背、大腿痛。

針 法 直刺1.5～1.8寸。

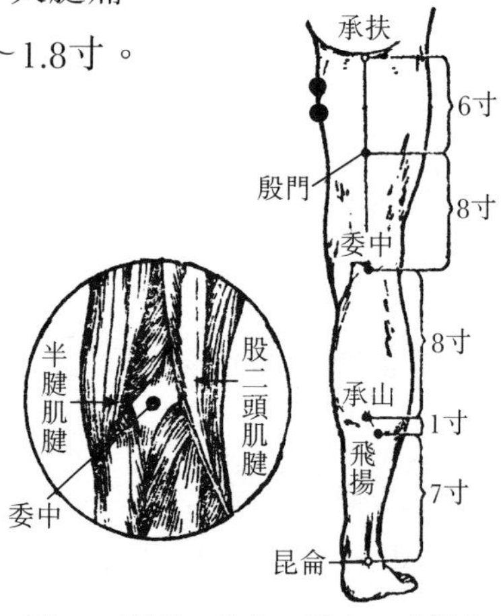

圖68 殷門、委中、承山、飛揚穴

委中

取 穴 本穴在膝彎正中央的橫紋上，左右兩條大筋 (一條叫股二頭肌腱、一條叫半腱肌腱) 的中間 (圖 68)。

主 治 腰背痛，下肢痛，頭項痛，腹痛，吐瀉，中暑。

針 法 直刺8分～1.5寸。也可在委中穴處的靜脈上，三棱針點刺放血。

承山

取 穴 站直，足尖着地，足跟提起，在小腿肚正中下，可出現一個"人"字形，在"人"字尖下，就是本穴 (圖69)。如果"人"字形不明顯時，可從委中到腳後跟上與外踝尖平齊處聯線的中間取穴 (圖68)。

主 治 痔瘡，脫肛，腰痛，小腿轉筋。

針 法 直刺8分～1.5寸。

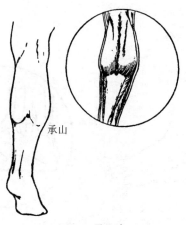

圖69　承山穴

飛揚

取　穴　從崑崙直上七寸，與承山下一寸平齊的地方，就是本穴（圖68）。

主　治　下肢痛，腿軟無力。

針　法　直刺7分～1寸。

昆侖

取　穴　本穴在外踝後緣（與外踝尖平齊）和跟腱（就是腳腕後面的那條大筋）內側的中間（圖70）。

主　治　頭痛，眩暈，腓腸肌痙攣，坐骨神經痛，小兒抽風。

針　法　直刺5～8分。

申脈

取　穴　由外踝尖直下，距離外踝下緣五分的地方，就是本穴（圖70）。

主　治　癲癇，頭痛，眩暈。

針　法　直刺3～5分。

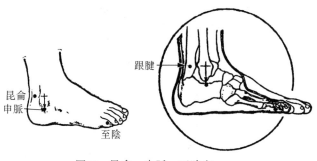

圖70　昆侖、申脈、至陰穴

至陰

取　穴 本穴在足小趾外側，距離趾甲根角一分許的地方 (圖 70)。

主　治 矯正胎位，難產。

針　法 難產毫針斜刺1～3分。矯正胎位用灸法。正常孕婦禁針。

8 足少陰腎經

共27穴，介紹常用7穴。

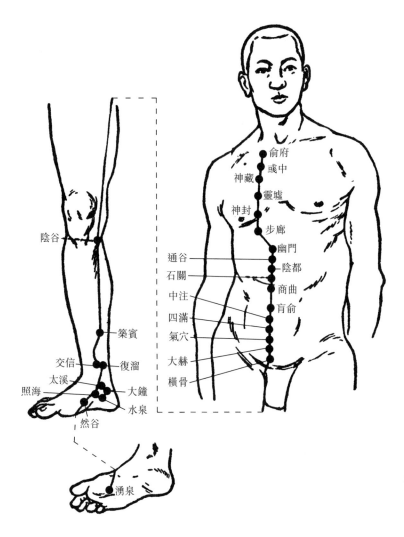

圖71　足少陰腎經穴位

湧泉

取 穴 仰面躺着取穴。將五個足趾屈曲，在足掌心前面正中可出現一個凹窩，就是本穴；約當足底（足趾除外）正中前、中三分之一的交界處，當第二、三跖趾關節後（圖72）。

主 治 癔病，癲癇，頭暈，目昏花，小兒驚風。

針 法 直刺5～8分。

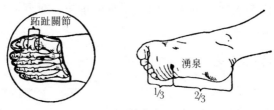

圖72 湧泉穴

然谷

取 穴 內踝前下方，有一高骨叫舟骨粗隆，在高骨的前下方就是本穴（圖73）。

主 治 足背腫痛、麻木，月經不調。

針 法 直刺8分～1.2寸。

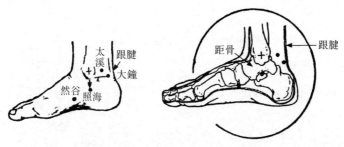

圖73 然谷、太溪、大鐘、照海穴

太溪

取 穴 內踝後緣與跟腱內側的中間，與內踝尖平齊，就是本穴（圖73）。

主 治 腎炎，膀胱炎，月經不調，踝關節痛。

針 法 直刺7分～1寸。

大鐘

取 穴 在與內踝下緣平齊而靠跟腱的地方，就是本穴（圖73）。

主 治 足跟痛。

針 法 直刺3～5分。

照海

取 穴 病人正坐，兩足掌心對合，從內踝尖直下到內踝邊緣下四分處（當距骨下方），就是本穴（圖74）。如果伸腳取穴，則在內踝下緣下一寸（直對內踝尖，也是距骨下方）（圖73）。

説 明 這兩種取穴法，穴位都是一個位置。兩足掌心對合，內踝與足底的距離縮短，因而穴在內踝下緣下四分；伸腳取穴，內踝與足底的距離正常，所以穴在內踝下緣下一寸。

主 治 失眠，咽喉痛，月經不調，癲癇。

針 法 直刺5～8分。

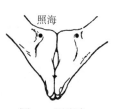

圖74 照海穴

復溜

取　穴　本穴在太溪直上二寸，當
　　　　跟腱前緣的地方(圖75)。

主　治　水腫，偏癱。

針　法　直刺8分～1.2寸。

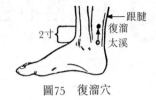

圖75　復溜穴

陰谷

取　穴　本穴在膝內側。取穴時半屈膝，膝關節內側下方的高骨
　　　　突起，叫脛骨內側髁；本穴在脛骨內側髁後方，膝彎橫
　　　　紋內側頭上，當兩條大筋(一條叫半膜肌腱，一條叫半腱
　　　　肌腱)之間，與委中(膀胱經)同高(圖76)。

主　治　膝關節痛。

針　法　直刺8分～1.2寸。

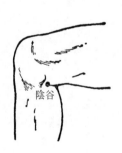

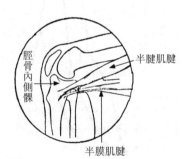

圖76　陰谷穴

9 手厥陰心包經

共9穴，介紹常用7穴。

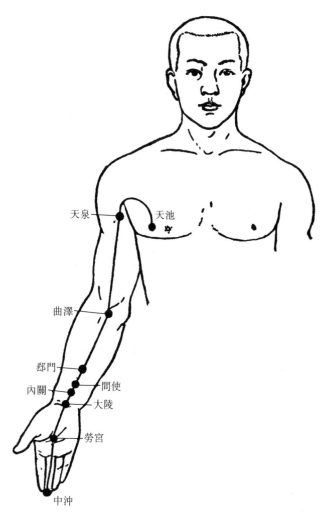

天泉　天池

曲澤

郄門

內關　間使

大陵

勞宮

中沖

圖77　手厥陰心包經穴位

曲澤

取 穴 手掌向上，肘部稍微彎屈，在肘彎裏可摸到一條大筋(肱
二頭肌腱)，靠這條大筋的裏邊(尺側)，當肘彎橫紋上，
就是本穴(圖78)。

主 治 胃痛，吐瀉，熱病，肘臂痛。

針 法 直刺5～8分。熱病、嘔吐可在曲澤穴處靜脈上三棱針放
血。

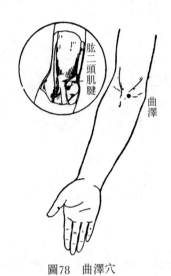

圖78 曲澤穴

郄門

取 穴 手掌向上，掌後第一橫紋正中(大陵)直上五寸，當兩筋
(一條叫掌長肌腱，一條叫橈側腕屈肌腱)的中間，就是
本穴(圖79)。

主 治 心悸，癔病，吐血。

針 法 直刺8分～1.3寸。

61

間使

取 穴 和取郄門一樣，本穴在掌後第一橫紋正中直上三寸，當
兩筋中間的地方 (圖79)。

主 治 瘧疾，胃痛，心悸，癲病。

針 法 直刺8分～1.3寸。

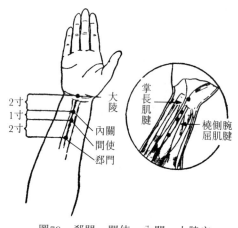

圖79　郄門、間使、內關、大陵穴

內關

取 穴 和取間使一樣，本穴在掌後第一橫紋正中直上二寸 (或二
橫指也可)，當兩筋中間的地方 (圖79)。

主 治 嘔吐，胃痛，失眠，心悸，癲病，癲狂，胸脅痛，呃
逆，高血壓。

針 法 直刺8分～1.3寸。

大陵

取 穴 手掌向上，掌後第一橫紋正中，當兩筋之間，就是本穴
(圖79)。

主 治　失眠，心悸，癲癇。

針 法　直刺3～5分。

勞宮

取 穴　半握拳，以中指、無名指的指尖切壓在手掌心上的第一
　　　　橫紋上，穴在二指尖之間，當第二、三掌骨之間，緊靠
　　　　第三掌骨橈側，就是本穴 (圖80)。

主 治　癲癇，口瘡，妊娠嘔吐。

針 法　直刺5～8分。

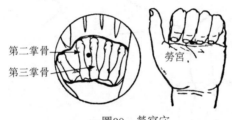

圖80　勞宮穴

中沖

取 穴　本穴在中指尖的中央，距離指甲約半大米粒 (橫量) 的地
　　　　方 (圖81)。

主 治　中風昏迷，中暑，熱病。

針 法　直刺2分，或三棱針點刺出血。

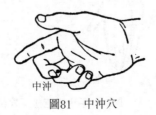

圖81　中沖穴

10 手少陽三焦經

共23穴，介紹常用11穴。

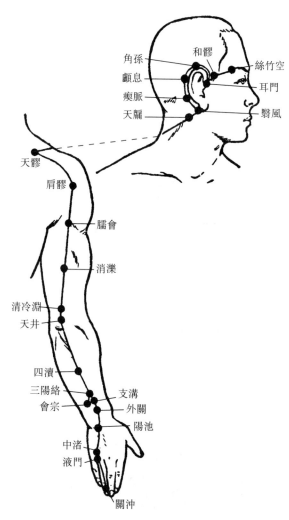

角孫　　和髎　　絲竹空

顱息　　　　　　耳門

瘈脈

天牖　　　　　　翳風

天髎

肩髎

臑會

消濼

清冷淵

天井

四瀆

三陽絡　　　支溝

會宗　　　　外關

　　　　　　陽池

中渚

液門

關沖

圖82　手少陽三焦經穴位

關沖

取 穴 在無名指外側(尺側),距指甲角一分許的地方(圖83)。

主 治 頭痛,咽喉痛,熱病。

針 法 斜刺2分,或三棱針點刺出血。

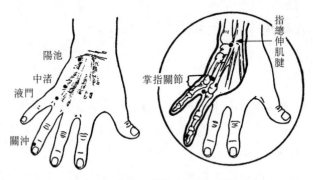

圖83　關沖、液門、中渚、陽池穴

液門

取 穴 本穴在手背部,第四、五指縫間的後方,掌指關節的前方(圖83)。

主 治 頭痛,咽喉腫痛。

針 法 直刺5〜8分。

中渚

取 穴 本穴在液門直上一寸許,當第四、五掌指關節後方(圖83)。

主 治 耳聾,耳鳴,頭痛,咽喉腫痛,手指不能伸屈。

針 法 直刺5〜8分。

陽池

取 穴 本穴在腕關節背面。由無名指直上到手腕上，有個凹窩，靠腕部正中大筋(指總伸肌腱)的尺側，就是本穴(圖83)。

主 治 腕痛。

針 法 直刺3分。

外關

取 穴 由腕關節背面中央直上二寸(或二橫指)，在兩根骨頭縫的當中(尺骨、橈骨之間)，與內關(心包經)相對(圖84)。

主 治 頭痛，偏癱，上肢關節痛，前臂神經痛，發熱，耳病。

針 法 直刺8分～1.3寸。

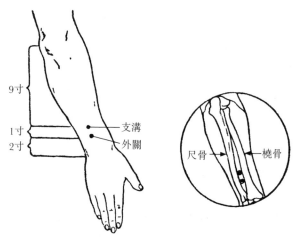

圖84　外關、支溝穴

支溝

取 穴 外關直上一寸，在兩根骨頭縫當中(尺骨、橈骨之間)，
與間使(心包經)相對(圖84)。

主 治 便秘，肩背酸重，胸脅痛，咽喉腫痛。

針 法 直刺1～1.3寸。

天井

取 穴 本穴在肘尖(尺骨鷹嘴)後上方一橫指處；這個地方，如
果屈肘的時候，則呈現一個凹窩(圖85)。

主 治 淋巴結核，肩臂痛。

針 法 直刺3～5分。

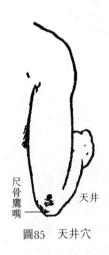

尺骨鷹嘴

天井

圖85　天井穴

肩髎

取 穴 有二種取法：

　　1. 將胳膊平舉，在肩關節上就出現兩個凹窩；前面的凹窩

是肩髃(大腸經)，後面的凹窩就是本穴；兩穴平齊，相距一寸許(圖86)。

2. 胳膊下垂，由肩膀頭上的高凸圓骨(鎖骨肩峯端)後緣直下約二寸，當骨縫之間(即肩峯與肱骨大結節之間)，就是本穴(圖87)。

主 治　肩臂痛。

針 法　直刺或向下斜刺7分～1.5寸。

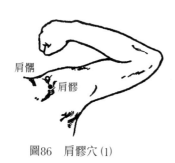

圖86　肩髎穴 (1)

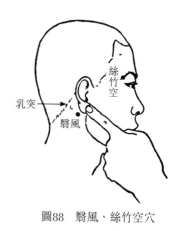

圖87　肩髎穴 (2)

翳風

取 穴　將耳垂往後捺，耳垂的邊緣，正當耳後乳突前下方的凹窩處，就是本穴；這個凹窩，如果用手指捺壓，嗓子內有發緊、發憋很不好受的感覺(圖88)。

主 治　耳鳴，耳聾，腮腺炎。

針 法　直刺8分～1.3寸。

圖88　翳風、絲竹空穴

耳門

取 穴 張嘴取穴。本穴在小耳朵(耳屏)上
的缺口處,稍微向前,有個凹窩的
地方(如果張開嘴,這個凹窩更為明
顯。圖89)。

主 治 耳鳴,耳聾。

針 法 直刺3～5分。

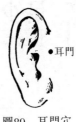

圖89　耳門穴

絲竹空

取 穴 本穴在眉梢略入眉毛中(圖88)。

主 治 頭痛,眼病。

針 法 向後沿皮刺3～5分。

11 足少陽膽經

共44穴，介紹常用16穴。

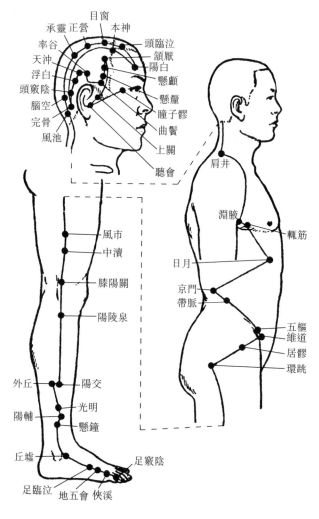

圖90 足少陽膽經穴位

瞳子髎

取 穴 本穴在外眼角外五分的地方(圖91)。

主 治 眼病，頭痛。

針 法 沿皮向外方橫刺5～8分。

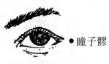

圖91 瞳子髎穴

聽會

取 穴 在小耳朵(耳屏)前下方，與小豁口(耳屏間切跡)平齊的地方；如果張開嘴時，用手指捺壓有一個凹窩，就是本穴(圖92)。

主 治 耳聾，耳鳴。

針 法 直刺8分～1.3寸。

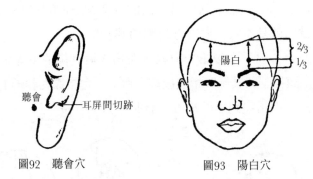

圖92 聽會穴 　　　　圖93 陽白穴

陽白

取 穴 本穴在眉毛中央至頭髮邊聯線的下三分之一的地方；病人向前看時，直對黑眼珠中心(圖93)。

主 治 眼病，前額痛，面癱。

針 法 向下沿皮刺3～5分。

風池

取　穴　從脖子後面正中入頭髮邊內一寸處，與耳後乳突下緣成一聯線，本穴在這聯線的中間；正當脖子後大筋(斜方肌)兩旁頭髮邊內的凹窩中(圖94)。

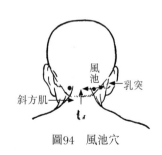

圖94　風池穴

主　治　感冒，頭痛，頭暈，眼鼻病，耳病，項頸強痛。

針　法　左風池向右眼方向，右風池向左眼方向直刺5分～1.2寸。

肩井

取　穴　有二種取穴法：

1. 從第七頸椎下到肩膀頭高的骨突起(即鎖骨肩峯端)聯線的中點，就是本穴，向下直對乳頭(圖95)。

2. 醫生以手掌後第一橫紋按在病人肩胛崗的下緣，拇指按在第七頸椎下，其餘四指並攏按在肩上，食指靠在脖子上，當中指屈曲，中指尖到達的地方，就是本穴(圖96)。

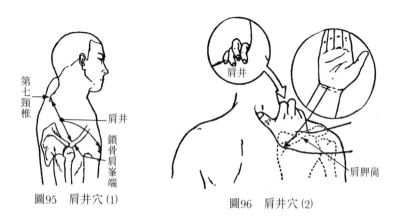

圖95　肩井穴(1)　　　　圖96　肩井穴(2)

主 治　肩背痛，乳汁少，乳腺炎，難產。

針 法　直刺3～5分。

帶脈

取 穴　胳膊抬起，露出腋橫紋；從腋橫紋
正中直下線，與肚臍橫線的交叉點
上，就是本穴 (圖97)。

主 治　月經不調，帶下，腰脅痛。

針 法　直刺5分～1寸。

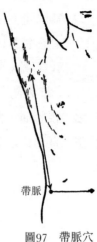

圖97　帶脈穴

居髎

取 穴　屁股側面胯骨 (髖骨) 的前上
方，可摸到一凸出來的骨突
起，叫髂前上棘；在胯骨的
中下方，也可摸到一圓而大
的骨突起，叫大轉子。由髂
前上棘至大轉子最高點成一
聯線，本穴在這個聯線的二
分之一的地方 (圖98)。

主 治　腰痛，胯痛。

針 法　直刺1～1.5寸。

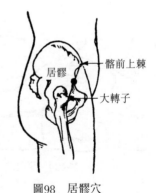

圖98　居髎穴

環跳

取 穴　有三種取穴法：

　　1. 本穴在屁股側面。取穴時側身臥，伸下腿，屈上腿 (成90
度)，以拇指指關節橫紋，按在大轉子頭上，拇指指向脊椎，當拇指尖到達的地方，就是本穴(圖99)。

2. 體位同上，量好大轉子的寬度，成為等邊三角形，在頂角上，就是本穴(圖100)。

3. 趴着取穴，下腿伸直，當大轉子前緣線與內緣線交叉點處，向脊椎方向一橫指的地方，就是本穴(圖 101)。

主 治 腰胯痛，偏癱，坐骨神經痛。

針 法 直刺1.5～2.5寸。

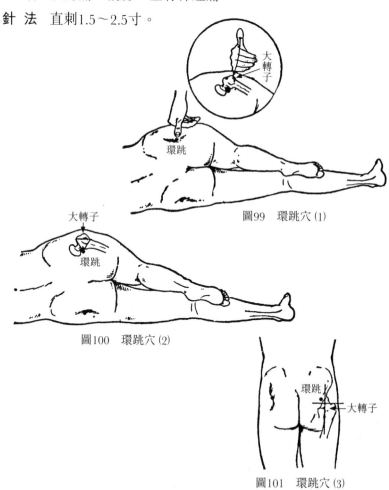

圖99　環跳穴(1)

圖100　環跳穴(2)

圖101　環跳穴(3)

風市

取 穴 本穴在大腿外側當中，與委中上七寸平齊處；當直立時，兩手自然下垂，中指尖到達的地方，就是本穴（圖102）。

主 治 偏癱，膝關節痛。

針 法 直刺1～1.5寸。

膝陽關

取 穴 從陽陵泉直上三寸，正當膝上內側一凸起大高骨 (股骨外上髁) 的上方凹窩處，就是本穴 (圖103)。

主 治 膝關節痛。

針 法 直刺5～8分。

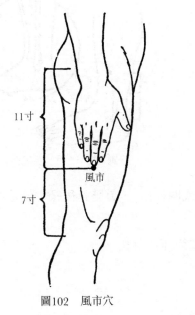

11寸

風市

7寸

圖102　風市穴

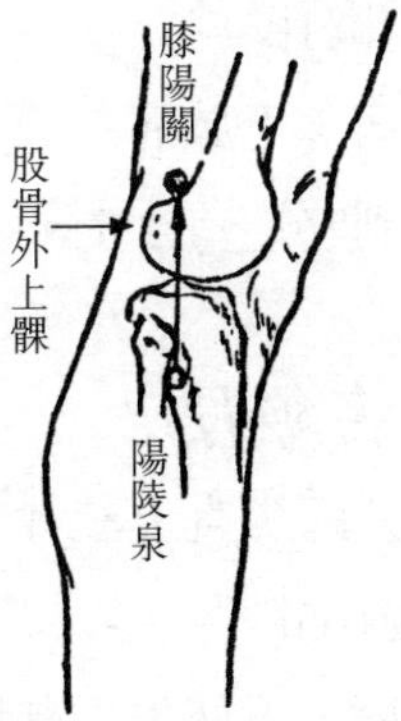

膝陽關

股骨外上髁

陽陵泉

圖103　膝陽關穴

陽陵泉

取 穴 正坐屈膝垂足，從膝關節外邊向下能摸到一小圓的骨突起，叫腓骨小頭；在腓骨小頭的前面稍下一點的凹窩處，就是本穴 (圖104)。

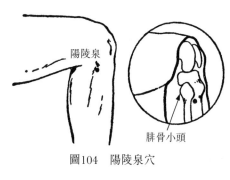

圖104　陽陵泉穴

主 治 偏癱，膽道疾患，腰腿痛，便秘，眩暈，吐酸。

針 法 直刺8分～1.5寸。

光明

取 穴 從外踝尖直上五寸，靠腓骨前緣，就是本穴 (圖105)。

主 治 眼病，下肢痛。

針 法 直刺7分～1.2寸。

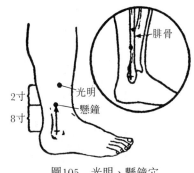

圖105　光明、懸鐘穴

懸鐘 (又名絕骨)

取 穴 從外踝尖直上三寸 (或四橫指)，靠腓骨後緣，就是本穴 (圖105)。

主 治 偏癱，下肢痛，踝關節痛，落枕。

針 法 直刺8分～1.2寸。

丘墟

取 穴 本穴在外踝前緣直下線與下緣平齊橫線的交叉點上，正當一個凹窩中 (圖 106)。

主 治 下肢痛，踝關節痛。

針 法 直刺3～5分。

足臨泣

取 穴 本穴在第四趾、小趾的趾縫上，當第四、五跖趾關節後五分的地方 (圖106)。

主 治 退乳，乳腺炎，月經不調，足痛，耳聾、耳鳴。

針 法 直刺5分～1寸。

足竅陰

取 穴 本穴在第四趾外側 (小趾那邊) 距離趾甲根角一分許的地方 (圖106)。

主 治 熱病，眼病。

針 法 斜刺1～2分。

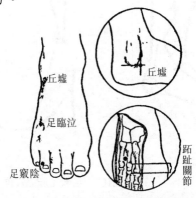

圖106　丘墟、足臨泣、足竅陰穴

12 足厥陰肝經

共14穴，介紹常用6穴。

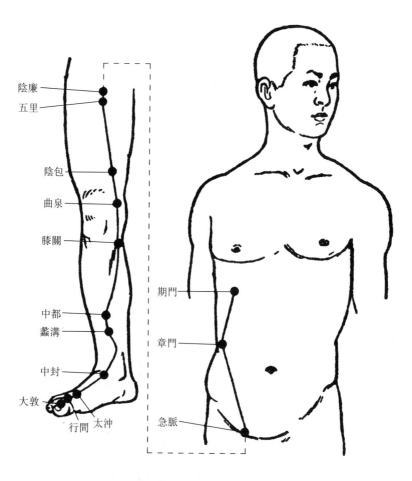

陰廉
五里
陰包
曲泉
膝關
中都
蠡溝
中封
大敦
行間 太沖

期門
章門
急脈

圖107　足厥陰肝經穴位

大敦

取　穴 踇趾外側 (小趾那邊) 趾背上；當由趾甲根正中至趾關節的外側趾背上，成一"田"字形，本穴就在"田"字的中點上 (圖108)。

主　治 疝氣，遺尿。

針　法 斜刺1～2分。

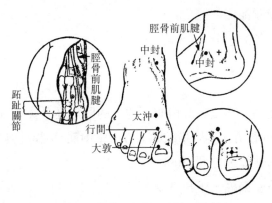

圖108　大敦、行間、太沖、中封穴

行間

取　穴 在踇趾與第二趾的趾縫後約五分的地方，當第一、二跖趾關節的前方，就是本穴 (圖108)。

主　治 頭痛，脅痛，癲癇，疝氣，小便不通，尿道痛，月經不調。

針　法 斜刺5分～1寸。

太沖

取　穴 在行間上一寸五分處。當第一、二跖趾關節的後方，就

主 治 頭痛，頭暈，癲癇，崩漏，疝氣，小便不通，偏癱。

針 法 直刺5分～1寸。

中封

取 穴 與內踝尖平齊的內踝前緣處，與腳彎前面靠內踝側一條
大筋 (脛骨前肌腱) 的中間，就是本穴 (圖108)。

主 治 踝關節痛。

針 法 直刺3～5分。

曲泉

取 穴 屈膝，本穴在膝內側上的大的圓形高骨突起 (股骨內上
髁) 後方，膝彎橫紋頭上方，當兩筋 (半膜腱與半腱肌腱)
的前緣地方 (圖109)。

主 治 膝關節痛，子宮下垂。

針 法 直刺5分～1.2寸。

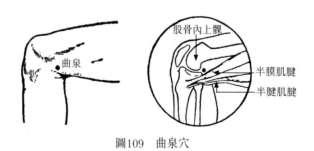

圖109　曲泉穴

期門

取 穴 從乳頭直下兩條肋骨的地方，當第六、七肋間；如是婦
女，由於乳頭下垂，可於正對乳頭的第六、七肋間取穴
（圖110）。

主 治 胸脅脹痛。

針 法 斜刺3分。

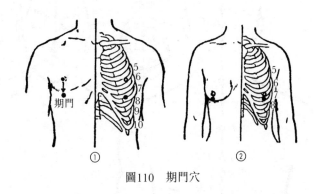

圖110 期門穴

13 督　脈

共28穴，介紹常用12穴。

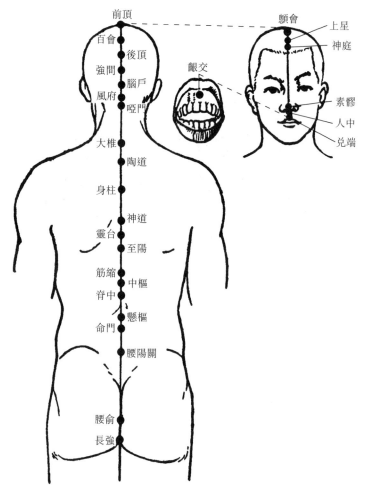

圖111　督脈穴位

長強

取　穴　趴着或膝胸位(屁股撅起)取穴。本穴在尾骨尖與肛門的中間(圖112)。

主　治　痔瘡,脫肛,腹瀉,便秘,腰脊痛。

針　法　直刺5分～1寸。

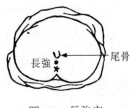

圖112　長強穴

腰俞

取　穴　在尾骨上方左右,可以摸到小黃豆那么大的圓骨,叫骶角,本穴在兩骶角下緣平齊的中間的小凹窩中(骶骨裂孔)(圖113)。

主　治　腰脊痛,痔瘡。

針　法　直刺4～6分。

腰陽關

取　穴　正坐或趴着取穴。本穴在第十六椎(腰四椎)下凹窩中(圖113)。

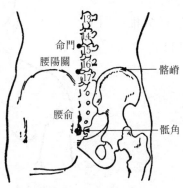

圖113　腰俞、腰陽關、命門穴

83

説　明　督脈背部各穴，都在脊椎正中線上的脊椎下面。和膀胱經背部穴一樣，也是摸脊椎取穴的。具體摸脊椎的方法，請參看47頁。如取腰陽關，與兩胯骨最高點(即髂嵴)平齊的，即第十六椎體的中點，椎下就是本穴。

主　治　腰骶痛，遺精。

針　法　直刺5分～1.2寸。

命門

取　穴　正坐或趴着取穴。本穴在第十四椎(腰二椎)下凹窩中(圖113)；一般與肚臍正中相對(圖114)。

主　治　腰痛，遺精，白帶，腹瀉。

針　法　直刺5～8分。

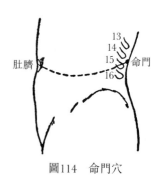

圖114　命門穴

身柱

取　穴　正坐低頭，本穴在第三椎(第三胸椎)下凹窩中(圖115)。

主　治　氣喘，咳嗽，癲癇。

針　法　直刺3～5分。

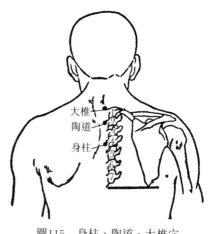

圖115　身柱、陶道、大椎穴

陶道

取 穴 正坐低頭，本穴在第一椎(第一胸椎)下凹窩中(圖115)。

主 治 瘧疾，熱病，癲狂癇。

針 法 直刺5～8分。

大椎

取 穴 正坐低頭，本穴在第七頸椎下的凹窩中(圖115)。

主 治 急性熱病，瘧疾，癲狂癇，氣喘，感冒。

針 法 直刺5～8分。

啞門

取 穴 正坐低頭，從脖子後正中向上入頭髮邊內五分處(第1～
2頸椎之間)，就是本穴(圖116)。

主 治 聾啞，癔病，癲癇，項強，後頭痛。

針 法 正坐低頭，沿第二頸椎棘突上緣向喉頭方向刺，緩進勿
搗。一般刺5分～1.5寸。

風府

取 穴 正坐低頭，本穴在啞門上五分，當腦勺(枕骨)下的凹窩
中(圖116)。

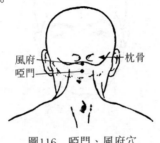

圖116　啞門、風府穴

主 治　頸項痛，頭痛，眩暈，癔病。

針 法　直刺3～5分，不宜深刺。

百會

取 穴　本穴在頭頂上。從兩眉頭
中間向上一橫指起，直到
脖子後邊的頭髮邊上的正
當中的地方 (圖117)。

主 治　頭痛，頭暈，脫肛，癲
癇。

針 法　向後沿皮刺5分。

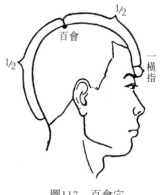

圖117　百會穴

上星

取 穴　從兩眉頭中間向上到額上的頭髮邊，再向上一寸 (或一橫
指)，　就是本穴 (圖118)。

主 治　頭痛，癲癇。

針 法　向上沿皮刺3～4分，或三棱針刺出血。

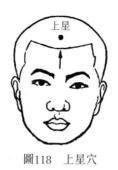

圖118　上星穴

人中

取　穴　在鼻子下邊與上嘴唇的中間，有一道小溝，叫人中溝；
本穴在人中溝上三分之一的地方 (圖119)。

主　治　昏迷，休克，抽風，腰痛。

針　法　向上斜刺3～5分。

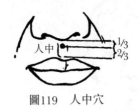

圖119　人中穴

14 任 脈

共24穴，介紹常用12穴。

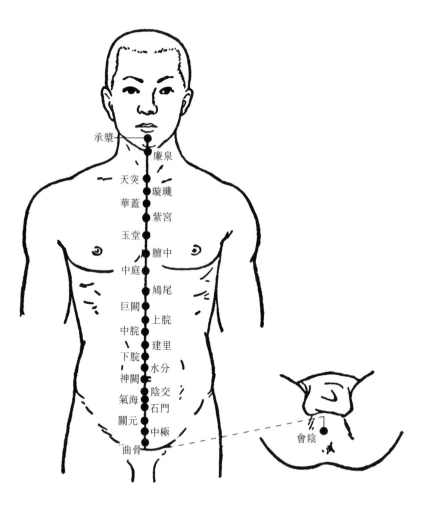

圖120　任脈穴位

中極

取 穴　本穴在肚臍正中直下四寸的地方(圖121)。

主 治　遺尿，遺精，陽萎，月經不調，白帶，子宮下垂，小便
不利。

針 法　直刺8分～1.7寸。

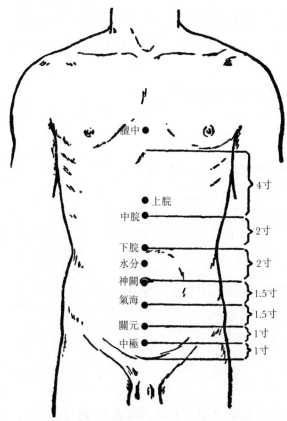

圖121　中極、關元、氣海、神闕、水分、
　　　　下脘、中脘、上脘、膻中穴

關元

取 穴　本穴在肚臍正中直下三寸 (或四橫指) 的地方 (圖121)。

主 治　為強壯要穴。遺尿，遺精，陽萎，月經不調，白帶，尿閉，尿道炎，子宮下垂。

針 法　直刺8分～1.7寸。

氣海

取 穴　本穴在肚臍正中直下一寸五分的地方 (圖121)。

主 治　腹痛，腹脹，脫肛，遺尿，遺精，月經不調，便秘，腹瀉。

針 法　直刺8分～1.2寸。

神闕

取 穴　本穴在肚臍正中心 (圖121)。

主 治　腹痛，腹瀉，脫肛。

灸 法　艾條灸5～15分鐘，禁針。

水分

取 穴　本穴在肚臍正中直上一寸 (圖121)。

主 治　腹脹，水腫。

針 法　直刺5分～1寸。

下脘

取 穴　本穴在肚臍正中直上二寸的地方 (圖121)。

主 治　胃痛，痢疾，嘔吐。

針 法　直刺8分～1.2寸。

中脘

取 穴 本穴在肚臍正中直上四寸的地方，恰當心口窩上邊正中（即胸骨體下端）到肚臍正中的二分之一處(圖121)。

説 明 胸骨體是胸部正中，連接左右肋骨的、那根直的骨頭，朝肚子的一端，叫下端；朝咽喉的一端，叫上端。

主 治 胃痛，消化不良，腹脹，嘔吐，腹瀉，便秘。

針 法 直刺1.2〜1.7寸。

上脘

取 穴 本穴在肚臍正中直上五寸的地方。

主 治 胃痛，嘔吐，消化不良。

針 法 直刺8分〜1.2寸。

膻中

取 穴 本穴在胸骨正中線，兩乳頭之間的地方(圖 121)；如果是婦女，由於乳頭下垂，可取胸骨正中線上與第四、五肋間平齊的地方(圖122)。

主 治 氣喘，乳汁少。

針 法 向下沿皮刺3〜5分。

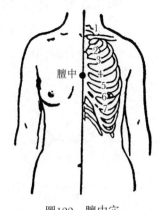

圖122　膻中穴

天突

取　穴　本穴在胸骨上端凹窩正中的地方，與鎖骨胸骨端上緣平
齊(圖123)。

主　治　氣喘，咳嗽，呃逆，甲狀腺腫大，扁桃體炎。

針　法　針向胸骨後下方斜刺5～7分。

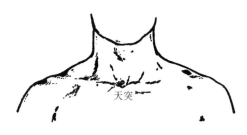

圖123　天突穴

廉泉

取　穴　本穴在結喉(就是脖子前面，當咽東西時上下活動的軟
骨；在男子特別明顯)上方。取穴時，以拇指朝下，指關
節橫紋放在下巴骨正中(即頦三角)，當拇指尖到達的地
方就是(圖124)。

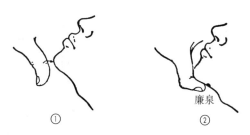

圖124　廉泉穴

主 治 暴瘂(癮病性失語)，舌肌麻痹。

針 法 向舌根方向刺5分～1寸。

承漿

取 穴 張口取穴，本穴在下嘴唇下正中的凹窩地方(圖125)。

主 治 牙痛，面癱。

針 法 向上斜刺2～3分。

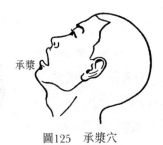

圖125　承漿穴

15 經外奇穴
介紹常用26穴。

頭面部

四神聰

取　穴　本穴在頭頂上、百會(督脈)的前、後、左、右各量一寸的地方(共四穴，圖126)。

主　治　頭痛，頭暈，癲癇。

針　法　沿皮刺2～3分。

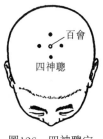

圖126　四神聰穴

印堂

取　穴　本穴在兩眉頭的中間(共一穴，圖127)。

主　治　頭痛，鼻疾患，抽搐。

針　法　向下沿皮刺3～5分。

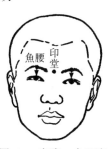

圖127　印堂、魚腰穴

魚腰

取　穴　本穴在眉毛的中間，直對黑眼珠正中(左右共二穴，圖
　　　　　127)。

主　治　眼病。

針　法　沿皮向左右各刺1寸。

太陽

取　穴　從眉梢和外眼角的中間向後
　　　　　約一橫指的地方，就是本穴
　　　　　(左右共二穴，圖128)。

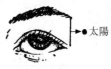

圖128　太陽穴

主　治　頭痛，眼病，面癱，牙痛。

針　法　直刺3～4分，或用三棱針點刺出血。

金津、玉液

取　穴　舌尖向上反捲，上、下門牙夾住舌頭，在舌下兩邊的紫
　　　　　脈(靜脈)上，左邊一穴叫金津；右邊一穴叫玉液(圖
　　　　　129)。

主　治　舌腫，口瘡，嘔吐。

針　法　舌尖舔着上腭，在舌根部靜脈上用三棱針點刺出血。

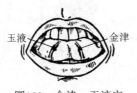

圖129　金津、玉液穴

頸、背腰部

百勞

取 穴 本穴在大椎(督脈)直上二寸,再左右各量一寸的地方(左右共二穴,圖130)。

主 治 淋巴腺結核。

針 法 直刺3~5分。

喘息

取 穴 本穴在大椎(督脈)左右各量一寸的地方(左右共二穴,圖130)。

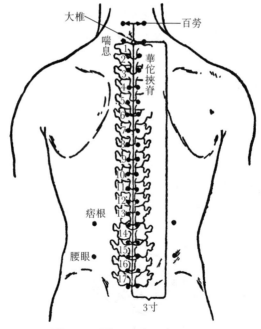

大椎　　百勞
喘息
華佗挾脊
痞根
腰眼
3寸

圖130　百勞、喘息、痞根、腰眼、華佗挾脊穴

96

主　治　氣喘，蕁麻疹。

針　法　直刺3～4分。

痞根

取　穴　本穴在第十三椎(腰一椎)下凹窩左右外量三寸半(約四橫指多一點)的地方(左右共二穴，圖130)。

主　治　痞塊。

針　法　向下斜刺3～5分。

腰眼

取　穴　直立，在後腰部左右可出現兩個凹窩(相當於腰三、四椎之間外量三寸半處)，就是本穴(左右共二穴，圖130)。

主　治　腰痛，月經不調。

灸　法　艾條灸5～10分鐘。

華佗挾脊

取　穴　從第一椎(第一胸椎)到第十七椎(腰五椎)每脊椎下左右各外量五分的地方，就是穴位(一側十七穴，左右共三十四穴，圖130)。

主　治　咳嗽，氣喘，神經衰弱及一切慢性疾患。

針　法　向脊椎方向斜刺5～8分。

腹部

三角灸

取　穴　用不伸縮的細繩，量病人的兩嘴角的長度，再延長這個長度的兩倍，折成等邊三角形，以上角放在肚臍中心，其他兩角到達的地方，就是本穴(圖131)。

主　治　疝氣。

灸　法　艾條灸5～10分鐘。

維宮

取　穴　從關元(任脈)左右橫開，正當大腿根的溝紋上(腹股溝)，就是本穴(左右共二穴，圖131)。

主　治　子宮下垂。

針　法　向內下方斜刺1.2～1.8寸。

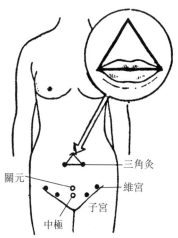

圖131　三角灸、維宮、子宮穴

子宮

取 穴 從中極(任脈)左右各量三寸的地方,就是本穴(左右共
二穴,圖131)。

主 治 子宮下垂,月經不調。

針 法 直刺1～1.5寸。

上肢部

十宣

取 穴 手掌向上,本穴在十個手指尖端正
中,距離指甲一大米粒(橫量)的地
方(左右共十穴,圖132)。

主 治 中風,熱病昏迷急救。

針 法 三棱針點刺出血。

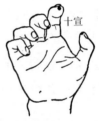

圖132　十宣穴

四縫

取 穴 手掌向上,本穴在食指、中指、無名指、小指的掌面,
第一、二指關節的橫紋中點的地方(一手四穴,兩手共八
穴,圖133)。

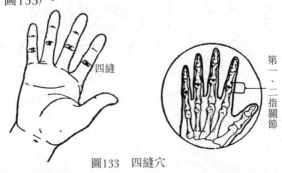

圖133　四縫穴

主　治　小兒疳積。

針　法　用三棱針點刺，擠出黃白色黏性液體。

八邪

取　穴　手背向上，本穴在第一、二，二、三，三、四，四、五
　　　　掌骨小頭之間 (一手四穴，兩手共八穴，圖134)。

主　治　手背紅腫，手指發麻、拘攣。

針　法　直刺5～8分。

小骨空

取　穴　手背向上，本穴在小指背側第一、二指關節的中點 (左右
　　　　共二穴，圖134)。

主　治　眼病，手小指關節痛。

灸　法　艾條灸5～7分鐘。

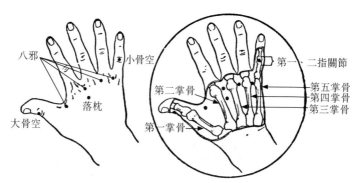

圖134　八邪、小骨空、大骨空、落枕穴

大骨空

取　穴　手背向上，本穴在拇指背側指關節的中點 (左右共二穴，圖134)。

主　治　眼病，手拇指關節痛。

灸　法　艾條灸5～7分鐘。

落枕

取　穴　手背向上，本穴在第二、三掌骨小頭後凹窩中 (左右共二穴，圖134)。

主　治　落枕。

針　法　直刺7分～1寸，或三棱針點刺出血。

二白

取　穴　從腕橫紋正中直上四寸，以靠拇指那條大筋 (橈側腕屈肌腱) 為界，一穴在筋裏，一穴在筋外 (一側二穴，左右共四穴，圖135)。

主　治　痔瘡。

針　法　直刺5分～1寸。

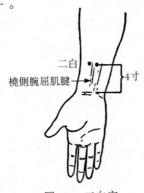

圖135　二白穴

下肢部

鶴頂

取　穴　屈膝垂足，從膝蓋正中向上摸到膝蓋上緣的地方，就是本穴 (左右共二穴，圖136)。

主　治　膝關節痛。

針　法　直刺5～8分。

膝眼

取　穴　屈膝垂足，本穴在膝蓋下左右兩個凹窩中 (一側二穴，左右共四穴。外膝眼與胃經犢鼻是同一位置。圖136)。

主　治　膝關節痛。

針　法　直刺7分～1.2寸。

闌尾

取　穴　本穴在足三里 (胃經) 直下二寸上下的地方，一般這個地方可有明顯的壓痛點，就是本穴 (左右共二穴，圖136)。

主　治　闌尾炎。

針　法　直刺8分～1.3寸。

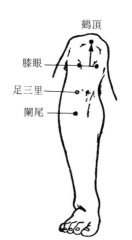

圖136　鶴頂、膝眼、闌尾穴

內踝尖 (又名呂細)

取 穴 本穴在內踝尖上 (左右共二
穴，圖137)。

主 治 牙痛，小腿轉筋。

灸 法 艾條灸5～10分鐘。

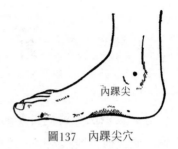

圖137 內踝尖穴

外踝尖

取 穴 本穴在外踝尖上 (左右共二穴，圖138)。

主 治 牙痛，小腿轉筋。

灸 法 艾條灸5～10分鐘。

八風

取 穴 本穴在足背五個足趾縫間的地方 (一足四穴，兩足共八
穴。圖139)。

主 治 腳氣，腳背紅腫，腳趾麻木。

針 法 向上斜刺7分～1.2寸。

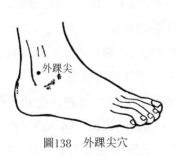

圖138 外踝尖穴

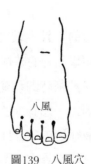

圖139 八風穴

附一

針　灸　法

　　針灸療法是通過針刺給人體一定的刺激，產生一定的酸、麻、脹或通電樣感覺——這種感覺叫針感，也叫得氣，而達到治療的目的。以及通過艾灸給人體一定的溫熱感覺，而起到治病的作用。

　　一般地說，針感的發生對於治療效果起到很大的作用。怎樣才能產生針感，也就是怎樣才能得氣，這就要有正確的進針法和手法。

（一）針法

　　針法就是怎樣扎針的方法。

　　針的種類很多，一般常用的有毫針、三棱針兩種。毫針應用比較廣泛，針體細，針尖不太尖銳，長短有五分、一寸、一寸五分、二寸、三寸、五寸等幾種；粗細也不一樣。三棱針的針尖是三棱形的，針尖較尖銳，多用於點刺放血。

　　初學扎針的時候，首先要練習指力，練習進針。為減輕病人在接受針刺時的疼痛和正確進針，這就要求鍛煉指力。

　　因此，怎樣掌握進針，特別是怎樣體會針刺以後的各種感覺，最好是在自己身上練習扎針。練針的過程，開始時可扎足三里、三陰交等穴，而一般常用穴，也都盡量親身扎一扎。

（二）扎針應注意的事項

1. 首先檢查針體有沒有死彎，有沒有生鏽，針尖鈍不鈍，如果發現有上述情況的就不能使用，另換一枚好的，以減少進出針的困難，防止斷針事故的發生。

2. 將針放在開水鍋內，煮沸十分鐘左右，進行消毒；或者放在75％的酒精中泡十五分鐘也可以。

3. 選好扎哪些穴位，每個穴位扎多深。並根據病人的胖和瘦，來選擇長短適宜的針。

4. 按照所扎的部位，安置好病人適當的姿勢，使病人舒適自然，能夠持久；囑咐病人在扎針時不要移動。例如扎腹部、頭面部、四肢部的穴位，一般採取仰臥 (仰面躺着) 位；扎背部、下肢後面的穴位，一般應採取俯臥 (趴着) 位；扎屁股側面的穴位，可用側臥 (側身躺着) 位；扎頭面、四肢部的穴位，也可以用正坐或仰靠的體位。

5. 選好穴位後，用指頭在穴位上划一"十"字，作為記號。

6. 醫生的兩手，用肥皂水洗乾淨，臨扎針的時候，再用 75％ 酒精 (或用好燒酒也可) 棉球將手指擦二、三分鐘。病人的穴位用酒精棉球從穴位的中心向外周旋轉涂擦消毒，以防感染。

7. 對第一次扎針的病人，應告訴他扎針不是那麼太痛的，不要害怕，以防止由於害怕而發生暈針事故。對於衰弱的病人或曾經暈針過的病人，最好採取臥位 (躺着) 扎針。如果在扎針時發現病人有頭暈、眼花、出汗、想吐等症狀時，應立即按暈針處理辦法進行處理。

8. 後面介紹的每個穴位應刺的深度，是指成人說的。給小兒扎針時，應當淺刺，進針不要太深，一般的穴位，只刺二、三分深就可以了。同時注意不要讓小兒移動體位，以減少進出針的困難。

9. 對於孕婦除了所規定的禁針穴不能扎以外，其他手指、足趾上的穴位(如少商、商陽、中沖、隱白、厲兌等)，最好不扎。

(三) 針刺的角度

由於穴位所在的部位和病情需要的不同，所以針刺的角度也就不一樣。一般分為直刺、斜刺和橫刺三種。

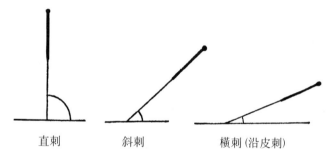

直刺　　　　斜刺　　　　橫刺(沿皮刺)

圖140　針刺角度示意圖

1. 直刺：就是針體垂直刺入。這種刺法，應用比較廣泛，凡在肌肉豐厚地方的穴位，都可採用直刺。

2. 斜刺：就是針體傾斜刺入。這種刺法，適用於肌肉較薄或靠近內臟的地方如頭部、臉上、胸部等處的穴位。

3. 橫刺：也叫沿皮刺，就是針體沿着皮膚橫刺。這種刺法，多用在頭面部及某些有主要臟器所在的穴位。

（四）進針法

進針也叫下針，最常用的方法有四種：

1. 左手拇指或食指按壓穴位旁邊，右手拇、食二指捏持針柄，中指持針體下端，針尖與指尖相平或針尖留出一、二分，快速將針尖刺入皮下，再繼續壓入或邊捻轉邊壓入針體。這種進針法適用於1.5寸以內的短針（圖141）。

2. 右手拇、食二指扶持針體下端，快速將針尖刺入皮下，再繼續捻轉進針。如果在肌肉鬆弛處（如腹部、臀部）進針，可於進針同時用左手拇、食二指將穴位處的皮膚繃緊（圖142）。這種進針法適用於3寸或4寸等長針，也適用於1.5寸以內短針。

3. 左手拇、食二指捏棉球裹住針尖上部，右手扶持針柄；當針尖向下按壓入皮下時，右手順勢將針刺入。這種進針法適用於長針（圖143）。

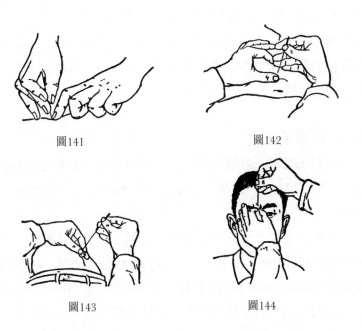

圖141　　　　　　　　圖142

圖143　　　　　　　　圖144

4. 左手拇、食二指將穴位處的皮膚捏起，右手拇、食、中指持針柄，無名指扶針體，傾斜刺入。這種進針法適用於皮膚較薄的地方（如面部）（圖144）。

（五）針刺的感覺

當針扎入穴位達到一定深度時，病人往往產生一種發痠、發麻、發脹或沉重等感覺；同時醫生的指下也有一種沉緊感覺，這就是中醫所說的得氣。

得氣以後，再根據病情，採取不同的手法。如沒有得氣，可再作輕微的提插、捻轉，就可以得氣了。

但有的人、有的穴位，不一定得氣，那就留針不動，也有療效。

由於針刺的部位深淺不同，和捻轉方向、角度，提插快慢、強弱的不同，特別是病人的體質和敏感程度的不同，針刺感覺有的比較輕微，有的比較明顯，有的只限於所扎的局部，有的向其他部位放散，甚至傳導放散到很遠的地方。一般地說，手法適當，感覺迅速，療效也比較顯著。

（六）針刺手法

1. 提插捻轉：針刺得氣後，左手拇指或食指固定針體與穴位處，右手拇食指捏針柄上下提插、來回捻轉，以加強針感，增強療效。

2. 刮針柄：為使針感持續一定時間，可用刮針柄法。方法是：在針刺得氣後，左手拇、食指固定針體與穴位處，右手拇指壓在針柄頂端，用食指或中指甲上下刮針柄，使針體產生震顫。

3. 旋刮法：為使針感放散，在針刺得氣後，用右手拇、食二指從針柄下端往外上方向輕輕旋刮。

（七）出針法

出針法也叫起針法。從進針到用補瀉手法和留針過程完畢後，便要起針了。起針時，左手用消毒乾棉球壓在針旁皮膚上，右手緩緩捻動針柄，慢慢地將針退出，不可猛拔。等到針一起出，隨即用乾棉球在針過的穴位上輕輕地揉按幾下，以防止針孔出血。

（八）透針

兩個穴位相對，由一個穴位進針，深刺達到另一穴位處的皮下，不穿出皮外。如陽陵泉透陰陵泉。

（九）防止氣胸發生

針刺胸、背部穴位，如果過深，針尖刺破肺組織，導致氣體進入胸腔，病人可突然感到胸痛，呼吸困難，口唇發紺，面色蠟黃，出冷汗，脈搏快，血壓下降，甚至發生虛脫，這就是發生氣胸了。

防止氣胸的發生，首先要在臨床實踐中有高度的責任感。

針刺前選好病人的體位，針刺時按照病人的胖瘦嚴格掌握進針深度，不得過深，一般可斜刺或橫刺。另外告訴病人在針刺時不要移動體位，不要咳嗽。

氣胸的症狀和暈針不同，要嚴格觀察。如果萬一發生氣胸，輕度的可讓病人靜臥休息，一般可以自己吸收痊癒。重的最好送醫院治療。

（十）暈針的處理

暈針，多半是初次扎針，心裏害怕，或進針後捻轉太重，或針前身體太疲勞、過度飢餓所引起的。

暈針的證狀是：扎針以後，病人感覺頭暈、眼花、噁心、想吐；嚴重的，顏面蒼白，手足發涼，身上出冷汗，甚至暈倒失去知覺。

處理方法：看到病人有暈針現象的時候，須停止行針，最好將針拔出。輕的，躺一會兒，喝些開水，就能恢復。重的，必須將針拔出，使病人躺下放平，用手指掐病人的人中穴，使病人感到疼痛，促其蘇醒過來，並給病人喝點溫開水；如果脈搏已不跳動，應該馬上用針刺人中、太沖二穴，並進行人工呼吸，一直到脈搏出現後為止，靜臥一會兒，再給病人喝些熱湯，慢慢就能恢復。如仍不見好轉，立即送醫院急救。

另外，如因針刺上半身穴位而引起的暈針，可急在足三里穴刺一針；如因針刺下半身穴位而引起的暈針，可在人中穴或合谷穴補刺一針，便能恢復正常。

（十一）彎針的處理

針刺以後，忽受外力碰撞或變動體位，容易發生彎針。彎針時，應立即糾正體位，輕輕捻動針體，順着彎曲的方向慢慢將針退出，千萬不要用力起針。

（十二）滯針的處理

滯針是在捻針或起針時發滯甚至不能出針。這多半是由於附近肌肉緊張而造成的。這時可在針的附近處按摩，並告訴病人放鬆肌肉，輕輕捻動即可起針。如果仍不起針時，可在滯針附近再刺一針，即能起針了。

（十三）斷針的處理

針體生鏽或病人移動體位，容易發生斷針。發生斷針時要沉着，不讓病人移動體位，如皮外露出一點針體的，用鑷子挾出，如全部斷在體內，可用手術取出。

灸法

灸法的原料，是將陳久的乾艾葉放在石缽內搗成絨狀，篩去雜梗，成為一種黃白色的艾絨。然後將艾絨做成艾炷或艾條，才能應用。

最常用的是艾條灸。艾條的製法：用細桑皮紙或容易燃燒的薄紙，裁成六寸長、四寸寬的長方形，將艾絨約六錢重平鋪在紙上，再用一塊小板將艾絨拍得厚薄均勻，紙的四邊各留出約半寸寬的地方折起來。用一根織毛衣的鋼針或挺直光滑的鐵絲，放在一邊，慢慢捲攏，快捲到盡頭時，用手或木板搓緊，抽去鋼針或鐵絲，用漿糊粘住紙邊，就成為一根有手指粗細的艾條了(圖145)。

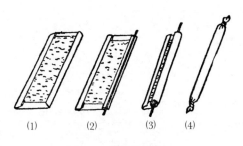

(1)　　(2)　　(3)　　(4)

圖145　艾條的製法

灸時，取艾條燃着的一端，對準穴位熏烤。根據病人的感覺情況，距離穴位可近可遠(圖 146)，或一起一落(圖147)，以局部不燙而有溫熱感覺為準。直到局部感覺溫暖舒適，出現一塊紅暈時停灸。一般灸5～15分鐘，有時也可灸30分鐘。

這種灸法對於慢性疾病如消化不良，慢性腹瀉、胃痛、腹痛、痛經、關節痛等，療效較好。熱性病及顏面部、孕婦腹部等不宜用灸法。

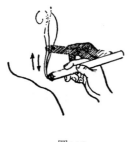

圖146

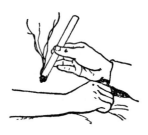

圖147

拔 罐 療 法

拔罐療法通常叫做拔火罐或拔罐子。這種療法，設備簡單，操作也很方便，既能單獨使用，也可以與其他療法配合使用。拔罐的部位，基本上與針灸穴位相同。

（一）火罐的種類

拔罐療法的工具，就是火罐。目前常用的火罐有三種：

竹筒火罐——用竹節製成，底和口較細，中間稍鼓，像腰鼓一樣。

陶質火罐——陶土燒成，口小肚大，形狀像隻小缸。

玻璃火罐——玻璃品，腰大、口小，拔了之後，可以從外面看到罐內皮膚的變化。

這三種都有大小不同的口徑，以適應拔罐部位的需要。

（二）拔罐的方法

1. 投火法：用紙片或酒精棉球燃燒後投入罐內，將罐迅速叩在應拔的部位上，就可吸住。這種方法，應該從側面橫拔。

2. 閃火法：用鑷子夾住燃燒的酒精棉球或紙條，伸入罐內燃燒一會兒，隨即將棉球或紙片抽出，迅速將罐叩在應拔部位上。這種方法最為安全。

3. 滴酒法：將酒精滴一、二滴在罐內中段，再將罐橫倒轉動幾遍，使酒精均勻地附在罐內壁上(但不要接近罐口)，然後用火柴點着，迅速地叩在應拔部位上，即可吸住。

4. **貼棉法**：用薄薄一小塊消毒棉花，放在酒精內浸濕（不要太濕，以免酒精淌下），貼在罐內壁上中段，用火點着，迅速叩上，即能吸住。

（三）操作程序

1. **術前準備**：拔罐前應準備好大小口徑不同的罐子數個，以及長鑷子、酒精、棉球、火柴、肥皂、毛巾、面盆等。

2. **罐型選用**：根據部位，選用大小適宜的火罐。皮膚面積小、肌肉薄處（如頭部、項部等），可用小型罐子；皮膚面積大、肌肉厚處（如臀部、大腿部、背部等），可用大型罐子。

3. **拔吸時間**：一般為五至十分鐘。但須根據被拔部位的感覺、罐子吸吮力的大小、局部肌肉的厚薄和疾病情況，來決定時間的長短。感覺舒適，局部肌肉肥厚，吸吮力適度，時間可以長些，否則，就可以短些；疼痛證的時間宜長，麻痹證的時間宜短；病重的時間可略長些，病輕的時間可略短些。

4. **起罐方法**：起罐時一手按壓罐口邊的皮膚，一手按住罐子，稍向一邊傾斜，使罐口處進入空氣，火罐自然就落下來了。

5. **起罐後的處理**：起罐後局部皮膚呈現紅紫色而潮潤，有罐口深痕，中央凸起，這是正常現象，沒有關係，過幾小時或一、二天就會自行消失。如顏色紫黑，應用紗布包好，以防止擦破皮膚。如皮膚燙傷，可用消毒藥膏塗敷，防止化膿。如用小竹管拔吸，起罐後局部起泡，不可剪破，用針在泡的底部刺破，放出泡中的清水，塗龍膽紫，再用消毒紗布蓋住，以防感染。

6. **注意事項**：罐子拔上後，要注意防護，避免風吹、着涼。如病人感覺局部發燒、發緊、涼氣外出、溫暖適宜，這是正常的現象。如感覺緊而疼，或燒灼痛，應把罐子起下來，檢查是否燙傷。如係燙傷，應另換部位；如係過敏反應，不必再拔了。在拔罐時發現病人有頭暈、眼花、心煩想嘔，或面色蒼白、四肢發涼、出冷汗、呼吸急促現象時，必須立即將罐子起下，使病人平臥床上。輕的，喝些開水，就能恢復；重的，應按暈針處理。

（四）拔罐療法的適應證

1. 感冒風寒所引起的頭痛、頭暈、眼暴腫痛。

2. 咳嗽、痰喘、百日咳。

3. 風濕痛、筋骨痠楚、腰腿疼痛。

4. 胃腸消化不良，腹痛、胃痛、腸鳴、泄瀉。

5. 因痧證所引起的小腿轉筋、上吐下瀉。

（五）拔罐療法的禁忌證

1. 局部皮膚病，或身體極端枯瘦，肌肉失去彈力的。

2. 突然昏迷不醒，或四肢有劇烈抽筋的。

3. 皮膚有嚴重過敏反應，或有嚴重水腫的。

4. 腫瘤、淋巴結核局部，或有熱毒斑疹的病人。

另外，婦女妊娠期下腹部、乳頭部及心臟部位，都不能拔罐。

（六）常見病證的拔罐療法

1. 感冒：拔太陽、印堂、合谷。

2. 頭痛：拔大椎、太陽。

3. 百日咳：拔身柱。

4. 瘧疾：拔大椎、陶道。

5. 風疹塊：拔大椎、命門、曲池、委中。

6. 哮喘：拔大抒、肺俞、身柱、中脘、氣海。

7. 胃痛：拔中脘、足三里、內關、脾俞、胃俞。

8. 呃逆：拔大抒、肺俞、中脘。

9. 嘔吐、泄瀉：拔天樞、氣海、關元、三陰交、脾俞。

10. 痢疾：拔左天樞、中極。

11. 腹痛：拔天樞、中脘、氣海。

12. 脅痛：拔疼痛部。

13. 腰痛：拔腎俞、腰俞。

14. 肩背痛：拔大椎、身柱、大抒、肺俞。

15. 腿股痛：拔腎俞、環跳、血海。

16. 股難伸屈：拔環跳、委中、腎俞、足三里。

17. 手不能舉：拔大抒、肩髃、曲池。

18. 風寒痛：上肢部拔肩髃、曲池、外關、合谷、局部；下肢部拔環跳、足三里、懸鐘、局部；腰背部拔大椎、環跳、腎俞、命門、委中。

19. 小腿抽筋：拔承山、委中、三陰交。

20. 痛經：拔氣海、中極、關元、天樞、腎俞。

21. 白帶：拔關元、氣海、三陰交。

22. 眼赤腫痛：拔太陽。

23. 外傷腰痛：拔腰俞、腎俞、環跳、委中。

24. 關節扭傷及跌仆損傷：拔局部。

梅 花 針

梅花針是在皮膚表面上叩打淺刺，用以治療疾病的一種方法，又名皮膚針。

（一）使用方法

將針頭用酒精消毒後，用拇指、中指、四指、小指握住針柄，食指伸直壓在針柄上，針頭對着要叩打的地方進行叩打（圖148）。叩打前注意檢查針尖不要太尖銳，各個針鋒要平齊，以免叩打時發生疼痛。

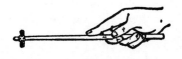

圖148　持梅花針法

叩打的手力，主要是手腕的彈力。就是叩打下去當針尖淺刺入皮膚的時候，手腕馬上使力彈起，這樣一下一下的叩打，好象小雞啄米一樣。一般叩打三、五遍，輕叩以皮膚表面出現紅暈為止，重叩以皮膚上稍微出血為止。隔日叩打一次，或每日叩打一次。叩打時手力要均勻，輕重要合適，下針要平穩，不能歪斜，也不能鈎挑。

（二）適應範圍

一般適宜於頭痛、眩暈、失眠、胃腸病、婦科的慢性病以及神經性皮炎等。

（三）叩打的部位

不論甚麼病，先叩打脊柱兩旁。具體是：叩打頸椎兩旁治上肢病；背部以第1至第7胸椎兩旁治胸部疾病(如肺病等)，第7胸椎至第2腰椎兩旁治上腹部疾病(如肝、脾、胃、腸等病)，第2腰椎至骶椎兩旁治臍部與小腹部疾病(如腸與泌尿系統、生殖系統病)以及下肢疾病。

另外，四肢、頭面疾病，可在局部的穴位上叩打。皮膚搔癢症在搔癢局部叩打，一些疼痛或麻木疾病，在疼痛或麻木處叩打。

附四

常見疾病及症狀的治療

　　針灸治療的疾病很多，這裏只介紹常見而且療效顯著的疾病61種，其中包括一些症狀。因為症狀是疾病的反映，針對疾病進行治療，固然可以同時使症狀緩解；然而針對症狀進行治療，也同樣有助於疾病的治愈。

三點説明：

　　1. 下面介紹的疾病，不敍述詳細症狀。為便於臨床應用，所列的病名及症狀，有中醫病稱也有西醫病稱；必要時於病名之後加括弧說明，如暴發火眼(急性結膜炎)。有的症狀之後加括弧説明這一症狀的常見病，如胃脘痛常由胃痙攣、急慢性胃炎、胃及十二指腸潰瘍等所引起，病雖不同，但治法基本相同，所以這些疾病都合併在胃脘痛項下。

　　2. 凡一病或一症項下有幾組穴治療的，一般可先取第①組，如效果不佳時，可取第②組或第③組。

　　3. 針灸符號：各穴旁標有下列符號的表明：

　　|──只針不灸。　　 |×──針灸並用，即針後加灸。

　　×──只灸不針。　　 ↓──三棱針點刺出血。

　　凡穴後沒有標出符號的，為毫針一般刺法。

　　1. **感冒**：大椎　風池　合谷　足三里　鼻塞加迎香。

　　2. **咳嗽**(急慢性支氣管炎)：肺俞 |×　天突　尺澤　列缺喘息

3. **氣喘** (支氣管哮喘、喘息性支氣管炎)：喘息　天突　膻中　內關　豐隆

4. **胃脘痛** (胃痙攣、急慢性胃炎、胃及十二指腸潰瘍)：①中脘　內關　足三里　②脾俞　胃俞　肝俞

5. **呃逆** (膈肌痙攣)：①內關˩　天突˩　②膈俞˩　足三里˩

6. **嘔吐** (神經性嘔吐、急慢性胃炎、妊娠嘔吐)：①內關　②中脘　足三里　③金津玉液↓

   注：妊娠嘔吐一般只針內關。

7. **腹瀉** (急慢性腸炎、細菌性痢疾)：①中脘　天樞　足三里　陰陵泉 (急慢性泄瀉均可用)　②曲澤↓　委中↓ (急性泄瀉常用)　③脾俞　胃俞　大腸俞 (慢性泄瀉常用)

8. **脫肛**：①百會˩×　大腸俞　長強　②百會˩×　神闕×　氣海×

9. **小兒疳疾**：①四縫↓　②足三里　關元　脾俞　胃俞　三陰交 (均不留針)

10. **急性闌尾炎**：闌尾˩　合谷˩ (強刺激，久留針。每日針3～4次)

11. **膽道疾患** (膽道蛔蟲、膽囊炎、膽石症)：①陽陵泉˩　支溝˩　太沖˩　足三里˩　②肝俞˩　膽俞 (也可於肝、膽俞附近找壓痛點)

12. **高血壓**：①曲池　足三里　②內關　三陰交

13. **偏癱** (半身不遂)：

   上肢：肩髃　曲池　外關　合谷

   下肢：環跳　陰陵泉　太沖

   口眼歪斜：地倉透頰車　下關

   失語：廉泉

14. **眩暈**（美尼爾氏綜合症）：①風池　陽陵泉　　②翳風　内關　足三里

15. **陣發性心動過速**：①内關┃　　②足三里┃　通里┃　公孫┃　太溪┃

16. **癔病**（歇斯底里）：人中┃　内關┃　三陰交┃　湧泉┃　後溪┃　此外，如有其他症狀，可對症選穴。

17. **癲癇**：發作時取風池　啞門　中脘　内關　後溪　人中　未發作平時治療取①心俞　肺俞　脾俞　　②足三里　豐隆　内關　通里　兩組穴交替使用。

18. **失眠**：神門　内關　三陰交　隱白

19. **遺尿**：①關元┃✕　三陰交　　②腎俞┃✕　足三里

20. **尿閉**（尿瀦留）：①關元　三陰交　　②腎俞　膀胱俞　陰陵泉

21. **陽萎、遺精**：①關元┃✕　三陰交　　②腎俞┃✕　足三里

22. **泌尿系感染**（尿道炎、膀胱炎）：①中極　三陰交　②腎俞　膀胱俞　太溪

23. **頭痛**：

　　全頭痛：百會　風池　風府　合谷　委中　昆侖

　　前額痛：印堂　攢竹　上星　太沖　合谷

　　偏頭痛：風池　太陽　絲竹空（向耳尖方向斜刺）　外關　陽陵泉

　　頭頂痛：百會　風池　湧泉　太沖　太溪

24. **面癱**（面神經麻痹）：地倉透頰車　四白　下關　顴髎　太陽　合谷　太沖

25. **三叉神經痛**：①太陽（向下方刺）　陽白透攢竹　合谷　陽陵泉　適用於Ⅰ、Ⅱ支神經痛。　　②下關透頰車　四

白(向下斜刺)　合谷　陽陵泉　適用於 II、III 支神經痛。

26. **暴發火眼**(急性結膜炎)：太陽˩　睛明˩　合谷˩

27. **電光性眼炎**：風池　太陽　合谷

28. **針眼**(麥粒腫)：四白　瞳子髎

29. **鼻淵**(急慢性鼻炎、鼻竇炎)：迎香　印堂　風池　合谷

30. **牙痛**：合谷　上牙痛加下關，下牙痛加頰車。

31. **咽痛**(扁桃腺炎、咽峽炎)：①合谷˩　內庭˩　少商↓　魚際˩　②耳背靜脈放血。

32. **聾啞**：

　　治聾：耳門　聽宮　聽會(上三穴每次任選一穴)　翳風　中渚　足臨泣

　　治啞：啞門　廉泉

33. **中耳炎**(俗稱"耳底子")：翳風　風池　外關

34. **甲狀腺腫大**：天突　阿是穴(在腫塊邊緣進針，向腫塊中心方向斜刺，或用梅花針扣打局部)

35. **腰痛**(急性腰扭傷、腰肌勞損)：①人中　委中　養老(適用於急性)　②阿是穴　局部毫針刺或針後加灸，或刺血拔火罐(適用於慢性)

36. **坐骨神經痛**：①環跳　陽陵泉　②殷門　丘墟

37. **關節痛**：

　　肩關節：肩髃　臑俞　天宗　曲池

　　肘關節：曲池　陽陵泉

　　腕關節：陽池　外關

　　指關節：八邪

　　髖關節：居髎　環跳　昆侖

膝關節：鶴頂　膝眼　陽陵泉透陰陵泉　陽關透曲泉

踝關節：解溪　丘墟　陽池

趾關節：八風

以上各穴多針灸並用。

38. **小兒麻痺：**

上肢：肩髃　曲池　外關　手三里　合谷

下肢：足三里　陽陵泉　解溪　懸鐘　環跳　次髎　風市　太溪

39. **扭傷：**①急性關節扭傷，可選對稱部位針刺（如左腕關節背側陽池處扭傷，取右腕關節背側陽池處針刺，其他關節扭傷依此法取針刺），在捻轉的同時讓患者活動扭傷的關節。　②慢性關節扭傷，可於局部針刺或針後加灸。

40. **麻木：**

手：八邪　後溪

足：八風　然谷

其他部位：可於麻木局部用毫針上下左右圍刺，或梅花針叩打。

41. **腱鞘囊腫：**局部用粗毫針圍刺3～5針，出針後擠壓囊腫。

42. **瘧疾：**大椎　陶道　間使　於發作前1～2小時針刺。

43. **發熱：**一般發熱取大椎　曲池　魚際　高燒昏迷取少商↓中沖↓（或十宣↓）

44. **神經性皮炎：**曲池　血海　針刺後於局部梅花針重叩打。

45. **蕁麻疹：**膈俞　血海　足三里　曲池

46. **丹毒**：局部消毒後梅花針叩打。發燒加大椎↓ 曲池↓ 委中↓

47. **急性淋巴管炎** (紅絲疗)：於紅線止點起用三棱針點刺微出血，隔1～2寸刺一下，一直刺到紅線起點處止。高燒的加十宣↓。

48. **中暑**：①少商↓ 中沖↓ 人中 合谷 ②曲澤↓ 委中↓

49. **月經不調**：①關元 三陰交 ②中極 血海 陰陵泉 ③足三里 腎俞 脾俞

50. **痛經**：①關元 三陰交 ②中極 三陰交 行間 次髎

51. **經閉**：①關元 三陰交 ②氣海 中極 足三里 三陰交 ③脾俞 腎俞 次髎 中脘 血海

52. **白帶**：①氣海 三陰交 ②帶脈 足三里 陰陵泉 次髎

53. **子宮下垂**：①關元 三陰交 氣海 百會 ②維宮

54. **胎位不正**：至陰灸10～15分鐘，每日一次。

55. **盆腔炎**：關元 三陰交 腎俞 關元俞 足三里

56. **引產、催產**：合谷 內關 三陰交 太沖

57. **乳汁分泌過少**：膻中 少澤 足三里 三陰交

58. **小兒驚風**：①急驚風：十宣↓ 人中 大椎 曲池 後溪 太沖 ②慢驚風：肝俞 脾俞 關元 足三里

59. **腮腺炎** (疒腮)：翳風 頰車 合谷 曲池

60. **百日咳**：身柱 大椎 合谷 豐隆 四縫↓

61. **落枕**：後溪 懸鐘 風池